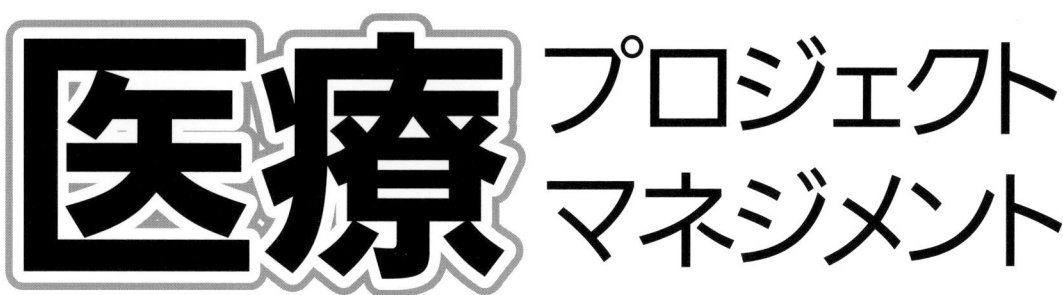

～医療を変える国際標準マネジメント手法～

PMI日本支部医療プロジェクトマネジメント研究会　編著

篠原出版新社

まえがき

　医療の現場はプロジェクトでいっぱいである．未だ医療の世界に「プロジェクトマネジメント」という言葉の馴染みは浅いが，医療はもともとプロジェクトに親和性が高い．というより，そもそも患者さん一人ひとりの入院治療がプロジェクトそのものなのだ．私たち医療従事者は気づかないうちにプロジェクトを行い，プロジェクトをマネジメントしてきた．ただし，それは経験的にであり，属人的にである．

　私が外科医になって15年くらい経ったころ（10余年前であるが），情報システム構築の関係で，私はプロジェクトマネジメントの国際的標準である$PMBOK^®$に出会った．その時の「目ウロコ」の衝撃は大きかった．

　その後，診療プロセスをプロジェクトとして捉え，チーム医療をプロジェクトチームとして見ながら，その都度$PMBOK^®$のフレームワークにあてはめながら考えてきた．そして国際的非営利組織Project Management Instituteの日本支部内に医療プロジェクトマネジメント研究会が立ち上がり，そこに医療従事者，医療情報技師たちが集まり，さらに一般企業の辣腕のプロジェクトマネジャーたちが加わり，多面的に検討が行われてきた．そして結論は，医療の世界にプロジェクトマネジメントの国際標準的メソッドを採りこむべし，だった．その理由は，今手に取ったこの本を読み進めていくうちにお分かりいただけると思う．あなたが医療従事者であれば，ご自分の経験をなぞらえてみていただけるとよい．きっと，これまでの経験がストンストンと腑に落ちるはずだ．もしあなたが，医療業界の人ではなく，これから医療業界に参入することをお考えならば，この本の中にある医療の世界のエピソードやエビデンスをつまみ食いして頂けばよい．そして，あなたが医療系の学生であれば，この出会いに感謝したい．

　医療の質，安全，効率を向上させ，チーム医療や地域連携の組織力を強くし，人々を幸せにするために，グローバルスタンダードのプロジェクトマネジメントメソッドは必ずや恩恵をもたらしてくれるものと確信する．医療の世界にプロジェクトマネジメントの考え方と手法が堰を切ったように採り入れられることを願っている．

平成26年6月

医療プロジェクトマネジメント研究会代表
宮原　勅治

Contents

第1章 医療プロジェクトマネジメントとは 4

- 1.1 プロジェクトとは 4
- 1.2 プロジェクトマネジメントとは 5
- 1.3 プロジェクトのライフサイクルと組織 6
- 1.4 病院組織の特徴 11

第2章 プロジェクトマネジメントのプロセス群 15

- 2.1 立上げプロセス群 16
- 2.2 計画プロセス群 17
- 2.3 実行プロセス群 18
- 2.4 監視コントロールプロセス群 19
- 2.5 終結プロセス群 20

第3章 プロジェクトマネジメントの知識領域 22

- 3.1 プロジェクト統合マネジメント 23
  Column1：プロジェクト憲章不在の医療プロジェクト 32
- 3.2 スコープマネジメント 33
  Column2：クリニカルパスとプロジェクトマネジメント 41
- 3.3 タイムマネジメント 42
  Column3：医療パッケージの導入スケジュール 50
- 3.4 プロジェクトコストマネジメント 51
  Column4：プロジェクト予算と病院収益 59
- 3.5 品質マネジメント 60
  Column5：医療の安全と品質 65
- 3.6 プロジェクト人的資源マネジメント 66
  Column6：医療プロジェクトにはサーバントタイプのマルチリーダーシップ 73

- **3.7** プロジェクトコミュニケーションマネジメント 74
  - Column7：医療プロジェクトのコミュニケーション 79
  - Column8：医療現場でのコミュニケーションの定義と責任範囲 80
- **3.8** リスクマネジメント 81
  - Column9：医療分野のリスクマネジメントの特性 89
- **3.9** プロジェクト調達マネジメント 90
- **3.10** プロジェクトステークホルダーマネジメント 96

第4章 医療分野における情報システム導入プロジェクトマネジメント 103

- **4.1** 医療組織の理念と戦略 104
- **4.2** 要件定義 106
- **4.3** 外部設計とドキュメント類 111
- **4.4** 内部設計からテストフェーズ 116
- **4.5** 医療情報システムの評価と継続的改善 118

第5章 プログラムマネジメントとポートフォリオマネジメント 120

- **5.1** プログラムマネジメント 120
- **5.2** ポートフォリオマネジメント 126

第6章 チーム医療，地域医療連携，医療介護連携はプロジェクトマネジメントの舞台 131

- **6.1** チーム医療,地域医療連携,医療介護連携に活用できるプロジェクトマネジメント手法 131
- **6.2** 非営利組織・医療組織におけるプロジェクトマネジメントとリーダーシップ 136
  - Column10：医療プロジェクトにおけるステークホルダーマネジメントの注意点 138
  - Column11：情報システム導入手順に潜む問題～あなたは気づいていますか？～ 139
  - Column12：要件定義の要（かなめ）とは 140
  - Column13：CCPM（Critical Chain Project Management） 141
  - Column14：PFI（Private Finance Initiative） 142

第1章 医療プロジェクトマネジメントとは

　病院では，医師，看護師，薬剤師，臨床検査技師，放射線技師，理学療法士などのさまざまな専門職種スタッフが患者を中心としたチームを構成して診療を行っている．こうしたチーム医療による入院治療自体が，「プロジェクト」の定義にあてはまる．

　その他にも，大型医療機器や電子カルテ導入などのプロジェクト，臨床研究，治験など医薬品（医療機器）開発に関するプロジェクト，複数の医療機関による地域医療連携プロジェクト，医療安全や院内感染予防などの専門職員の教育に関するプロジェクトなど，医療現場にはさまざまなプロジェクトが発生している．にもかかわらず，ほとんどの医療従事者はこれらを定常業務として捉えており，プロジェクトとして認識している者はまれである．

　医療の現場にはプロジェクトマネジメント自体の概念や知識が導入されておらず，医療従事者の興味の対象は，マネジメントよりも「医療の質の向上」や「専門家としての技術の向上」にあることが多い．

　例えばIT業界では，人材，物資，資金，スケジュールを調整し管理して，プロジェクトを成功に導くためのプロジェクトマネジメント手法がある．情報システム導入プロジェクトでは，その目的を達成するために戦略的にプロジェクトマネジメントを実践している．一方，医療情報システムの導入ではプロジェクトマネジメントの知識が乏しいため，目的達成のための実践力が弱い．そもそも医療情報システム導入では目的自体が希薄である．そのため情報システム導入そのものが目的となることがある．

1.1 プロジェクトとは

　プロジェクトマネジメント協会（PMI: Project Management Inc.）は，プロジェクトマネジメントに関わる世界最大の非営利団体である．PMIの*A Guide to the Project Management Body of Knowledge, (PMBOK® Guide)- Fifth Edition, Project Management Institute, Inc., 2013.* によると，「プロジェクトとは，独自のプロダクト，サービス，所産（結果）を創造するために実施する有期性のある業務」と定義されている．例えばオリンピックスタジアムや高速道路などの建設物，コンサートや結婚披露宴などのサービス，結果を求める受験や試合のように，ある一定の期間をもって成し遂げられる特別の活動をプロジェクトということができる．入院治療は個々の患者に応じて（独自性），入院日から退院日までの間に（有期性），治癒や軽快という結果を出す業務であり，上述のプロジェクトの定義にあてはまる．

プロジェクトは1人で行う場合も，チームで行う場合も，複数の組織が合同で実施する場合もある．そして，プロジェクトの終わりを告げるのは，期待どおりに目的を達成した時，あるいは逆にプロジェクトの目的が達成できない場合やプロジェクトの必要性が失われた場合などであり，破綻や中止によりプロジェクトを終えなければならないこともある．

　日常的に繰り返される定常業務とプロジェクトの違いを比較してみる．プロジェクトも定常業務も人材，資金，期間という組織活動上の制約を受けて実施する業務である．しかしながら，両者には**表1-1**に示す違いがある．この両者の業務を区別して把握することは今後，プロジェクトマネジメントを学ぶ上で重要な事柄となる．あなたがプロジェクトと考えていたものが実は定常業務だった，というようなことはないだろうか．

表1-1　プロジェクトと定常業務の違い

		プロジェクト	定常業務
特徴		・有期性 ・独自性	・継続性 ・反復性
資源	人	・プロジェクト単位に編成	・組織または機能で固定的
	物・金	・プロジェクト単位に編成	・組織および年度単位に編成
マネジメント		・プロジェクトの目的達成に向けたプロジェクト活動の最適化 ・管理指標はスコープ，品質，コスト，タイムを判断基準に設定	・組織目標の達成に向けた組織運営の最適化 ・管理指標は経営指標や戦略目標

1.2　プロジェクトマネジメントとは

　プロジェクトの要求事項を満足させるために，知識，スキル，ツールと技法をプロジェクト活動へ適用することをプロジェクトマネジメントという．それぞれのプロジェクトには目的がある．「このようなものを作ってほしい」，「このようなサービスがほしい」，といった要望がある．それらを達成するために，限られた時間と予算のなかで，バランスよく要望を達成していく．プロジェクトを立ち上げ，計画を立案し，着実に実行していくための，いろいろな知識やツールや技法を活用することになる．

　プロジェクトマネジメントの知識体系が世に出る以前は，プロジェクトの実践は個人の経験や勘などに頼る部分が多かった．経験や勘などの属人的要素に頼ったプロジェクトは，個人の力量に依存するため，成否の程度にばらつきが生じる．また，たとえ類似のプロジェクトを経験したことがあるにせよ，今回のプロジェクトにうまく対処できるとは限らない．なぜなら，プロジェクトはもともと独自性があり，まったく同じものは無いからである．

　国際的に最も洗練されたプロジェクトマネジメントの知識体系の1つとしての*PMBOK® Guide*は，多くの業種のプロジェクトマネジメントに幅広く利用されている．プロジェクトの進行ととも

に，プロジェクト開始時には具体的になっていなかったことを具体化し，作業内容を詳細に分解していく「段階的詳細化」を行うことによって，より詳細なレベルまでマネジメントすることができるようにしている．

*PMBOK® Guide*では，プロジェクトマネジメントを，立上げ，計画，実行，監視コントロール，終結の5つのプロセス群に分類している（**図2-1**を参照）．実際には，実行プロセスでプロジェクトに進捗の遅延や資金的な問題が生じた場合，計画プロセスに戻り，スケジュール管理やコスト計画を再考しなければならない．よって，計画プロセス群と実行プロセス群の間は常にやり取りすることになる．詳細は第2章で述べる．

*PMBOK® Guide*では，プロジェクトマネジメントを知識領域という形で表現している．2013年時点の最新版である第5版では，個々の管理対象となる9つの知識領域と全体を管理する統合マネジメントの，全部で10の知識領域で構成されている．詳細は第3章で述べる．

プロジェクトマネジャーは，プロジェクトの目標を確実に達成するとともに，プロジェクトを成功に導くための責任者である．プロジェクトマネジャーが重点を置かなければならない制約条件には品質，コスト，タイムなどがある．制約条件は，プロジェクトの種類に応じて重み付けが異なると同時に，制約条件の1つが変わると他の制約条件も影響を受ける．例えば，スケジュールが短縮された場合，品質を保ちながら短い期間で同じ作業量をこなすためには，作業人員や予算を追加する必要が生じる．プロジェクトマネジャーは状況を見極めて，トレードオフの関係にあるこれらの制約条件のバランスを取っていくことが重要である．

1.3 プロジェクトのライフサイクルと組織

プロジェクトの基本的な枠組みを理解することは有意義である．なぜなら，プロジェクトはその独自性からそれぞれに適した枠組みをもつからだ．例えば大規模や長期間，あるいは複雑なプロジェクトでは「始まり」から「終わり」までを複数のプロジェクトフェーズという段階に区分けしてマネジメントする．フェーズ単位でマネジメントすることで，プロジェクトの成果物や活動をマネジメントしやすい規模の単位に細分することができる．

一方，プロジェクトを遂行するにあたっては，プロジェクトの組織や体制の理解が必要となる．個々の組織にはさまざまな形態があるため組織構造がプロジェクトの遂行に大きく影響する場合が多いからだ．組織としての病院は4.1節に述べるとおり特徴的な組織構造をもつ．よって，プロジェクト体制の構築には病院組織の特徴に十分に留意することが必要となる．

1.3.1 プロジェクトのライフサイクル

プロジェクトは「始まり」から「終わり」までの一連の流れをもっており，「始まり」から「終わり」までの全体をプロジェクトライフサイクルという．また，プロジェクトライフサイクルがフェーズと呼ぶ単位に区分してマネジメントされることから，プロジェクトライフサイクルは直列あ

るいは重複して組み合わされたプロジェクトフェーズの集まりであるということもできる．

(1) プロジェクトライフサイクルの特徴

プロジェクトの規模や期間，複雑さはさまざまだが，すべてのプロジェクトはライフサイクルの観点から次の段階に分けることができる．

- プロジェクトを開始する段階
- 組織を編成し準備する段階
- 作業を実施する段階
- プロジェクトを終結する段階

また，プロジェクトライフサイクルは経過時間とともに変動する要素に着目して以下の特徴をもつ．

- プロジェクトに関わるコストと要員は開始時期には少ないが，作業が始まると増加し，終了に近づくと急激に減少する．
- ステークホルダーの影響力ならびにプロジェクトのリスクは，開始時には最大となりプロジェクトが進むにつれ徐々に減少する．
- プロジェクトが計画どおりでない場合の変更やエラー訂正による影響は，開始時には小さいが，プロジェクトの終結時期に近づくにつれ徐々に大きくなる．

プロジェクトの時間経過と変動要素の関係を**図1-1**に示す．

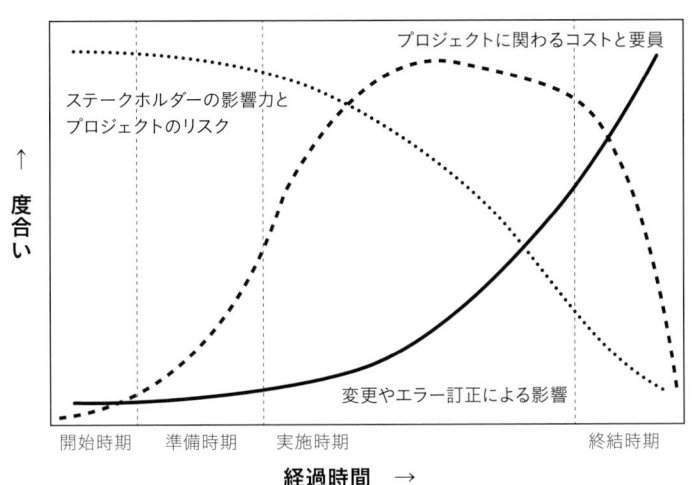

図1-1 プロジェクトの時間経過と変動要素

(2) プロジェクトフェーズの構成

すでに述べたように，プロジェクトのライフサイクルはフェーズ単位に区分けしてマネジメントする．小規模プロジェクトのフェーズは単一である．しかし，プロジェクトが大規模であったり複

雑であったり，あるいは長期間にわたる場合は，プロジェクトライフサイクルは複数のフェーズに分割して構成される．その場合，それぞれフェーズ構成は次の基本的な関係の組み合わせになる．

- 直列関係：複数のフェーズを順に実行する．先行フェーズを終結してから後続フェーズを開始する．確実に進捗し不確実性は減少するが，スケジュール短縮の余地はあまり期待できない．
- 重複関係：複数のフェーズを並行して実行する．先行フェーズの終結前に後続フェーズを開始する．手戻りの発生するリスクを許容することで，スケジュール短縮が期待できる手法である．ファストトラッキングともいう．

(3) プロジェクトライフサイクルにおけるガバナンスの実施

1.2節で述べたプロジェクトマネジメントの5つのプロセス群のうち，立上げ，計画，実行，終結のプロセス群は，個々のフェーズ内に展開される．監視コントロールのプロセス群はプロジェクトライフサイクルを通じて実施される．つまり，フェーズは個々に完結できる業務であるために，個々のフェーズ自体を小規模のプロジェクトと考えることもできる．したがって，プロジェクトをライフサイクルとして捉えた場合，あるフェーズから次のフェーズに移行する際には，そのフェーズで生み出された成果物を評価し，次のフェーズへの開始が適切かどうかを都度判断するとともに，次のフェーズに成果物を引き継いでいく必要がある．このプロジェクトの再評価（必要なら是正）をガバナンスの実施という．このようにフェーズごとにガバナンスを実施することで，プロジェクト全体のライフサイクルを包括的かつ一貫した手法でマネジメントできるのである．

(4) 病院情報システム導入におけるプロジェクトのライフサイクル

病院情報システム導入プロジェクトでは，病院の組織戦略や定常業務と結びつけつつ，多種多様なステークホルダーの期待に応えてプロジェクトの目的を達成することが求められる．このように複雑で難度の高いプロジェクトでは，一般的にプロジェクトライフサイクルを複数のプロジェクトフェーズで構成してマネジメントする．各フェーズの終結プロセスでは成果物を評価し，次フェーズに確実に引き渡すことで，難度の高いプロジェクトの成功確度を高めている．

一例として電子カルテシステムの導入プロジェクトのフェーズ構成を**図1-2**に示す．なお，**図1-2**はパッケージ利用を前提としており，調達先ベンダーの選定にあたっては外部の専門家の助言による要求仕様の策定を想定している．このようにプロジェクトの独自性に基づく前提や想定から適切なフェーズ構成が決まる．

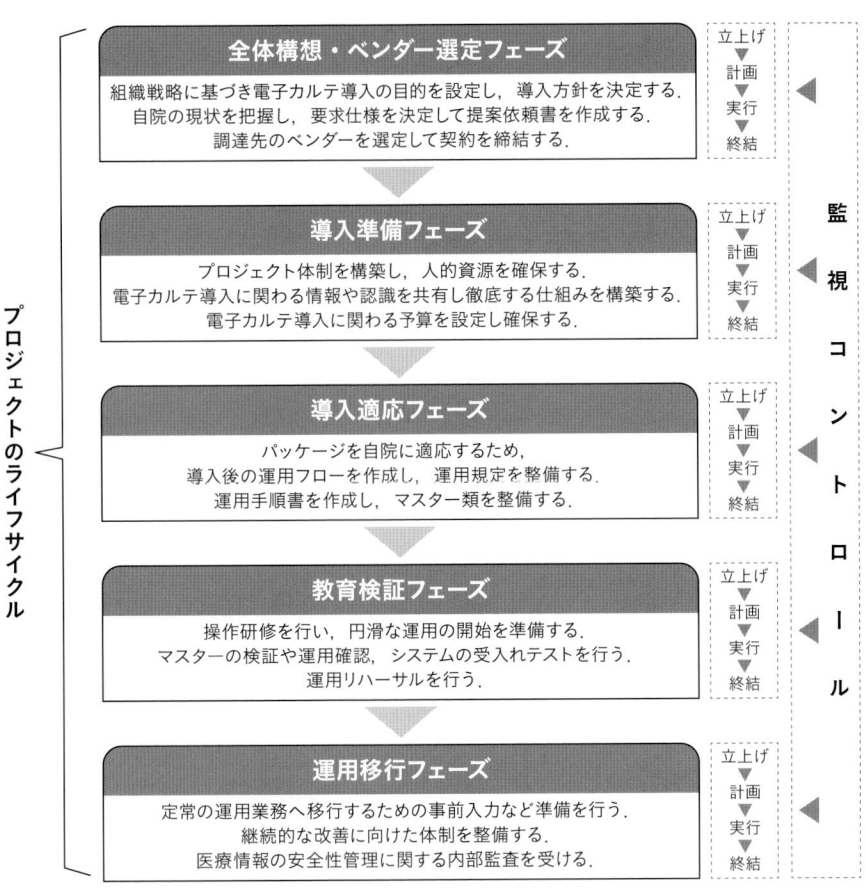

図1-2 電子カルテ導入プロジェクトのライフサイクルとフェーズ構成

1.3.2 プロジェクトと組織

　プロジェクトは個々に独自性をもつが，プロジェクトを実施する組織にも独自性がある．つまり，類似の目的を達成するプロジェクトであっても，そのプロジェクトを推進する組織が異なればプロジェクトの実行方法なども当然変わる．以下に組織の型とプロジェクトマネジメントにおける組織の役割を解説する．

(1) 機能型組織

　機能型組織とは，開発，製造，営業，購買，財務，人事，経理などの経営機能ごとに編成された組織形態のことである（**図1-3**）．通常，機能型組織は階層構造の組織形態となるため，指揮命令系統は縦割り組織の各部門の上位管理者に集中する．この組織構造は古くから存在し，官公庁や製造業などに多い．同じ専門の機能を担当するスタッフが1つの部門に集結するため，スキルや知識の伝達，共有化がしやすく，専門性を高めやすいというメリットがある．このような組織は規模が大きくなると，業務範囲がさらに細分化し，かつ専門化されるという特徴がある．そのため機能

型組織は，急速な変化の少ない安定的なビジネス環境において，組織内部の効率や生産性を高めることが成功要因となるような企業に適しているといえる．

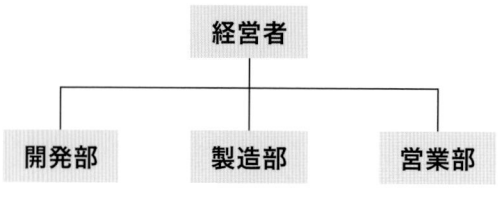

図1-3　機能型組織

(2) プロジェクト型組織

プロジェクト型組織は，複数のプロジェクトチームから構成される集合体である（**図1-4**）．それぞれのプロジェクトチームは独自のプロジェクトや相互に関連するプロジェクトを担当している．1つのプロジェクトチームは，新製品開発のためにデザインの専門家，製造の専門家，マーケティングの専門家などによって構成され，チーム内のマネジメントはプロジェクトマネジャーが責任をもつ．それぞれのプロジェクトチームには定められた期限があり，プロジェクトの終了とともにメンバーは解任され，次のプロジェクトに向けて再編成される．

(3) マトリックス型組織

マトリックス型組織は，機能型組織とプロジェクト型組織の特徴を併せもつ．具体的には，機能型組織の各部門からプロジェクトメンバーを推薦してもらい1つのプロジェクトチームを編成する．このプロジェクトチームにはプロジェクトマネジャーが存在するが，各部門の部門長の影響も受ける．したがって，プロジェクトメンバーは機能部門とプロジェクト組織の双方から影響を受けながらプロジェクトを遂行することとなる．そのためマトリックス型組織においてはプロジェクトマネジャーと機能部門マネジャー間のコミュニケーションが必須であり，両者の力の均衡が必要となるが，現実的にはどちらかに力が傾いてしまうことが多い．

マトリックス型組織は，機能型組織とプロジェクト型組織の利点と欠点を補いながら両者の良い点を組み合わせる目的で生まれた形態である．つまり，マトリックス型組織では，機能部門マネジャーが労務の管理面を，プロジェクトマネジャーがプロジェクトの作業面をそれぞれ分担して受けもつことになる．具体的には，通常業務とプロジェクト作業のための資源の分配を機能部門マネジャーが，プロジェクト作業に必要な時期や工数の要求と，作業内容についての権限をもつのがプロジェクトマネジャーということである．

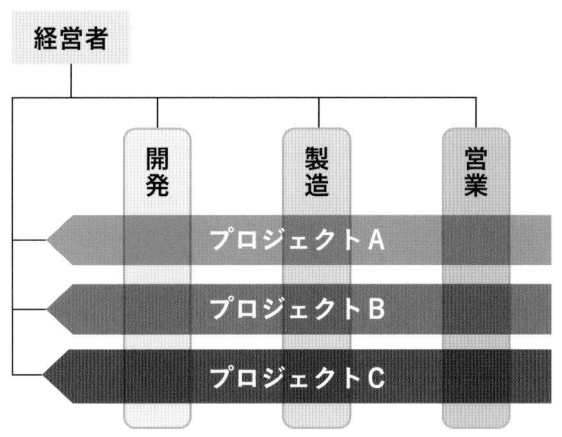

図1-4 プロジェクト型組織

1.3.3 病院における組織構造について

ここまでさまざまな組織形態を示してきた．最後に医療機関における組織について解説する．詳細の説明は次節で述べるが，医療機関における組織と診療の関係はチーム医療を構成する弱いマトリックス構造（**図1-5**）をとる場合が多い．

病院組織は構造的には高度に専門分化した機能型組織である．診療という側面からみると，患者を中心としたフラットで横断的な組織構造をとる．このことから，病院組織は機能型組織構造でありながら，診療の面では弱いマトリックス構造となっている．**図1-5**に一例として消化器疾患患者に対するチーム医療を構成する弱いマトリックス構造を示す．

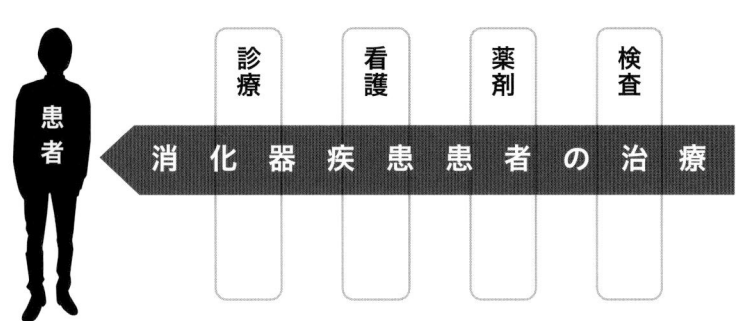

図1-5 チーム医療を構成する弱いマトリックス構造

1.4 病院組織の特徴

病院組織は一般企業と比べて組織構造が複雑で利害関係者が多様な特徴がある．1.3節で述べたように，プロジェクトマネジメントと組織構造は密接に関係することから，病院組織の特徴を踏まえてプロジェクトマネジメントを実践することが望ましい．

1.4.1　病院組織の目的と利害関係者

　病院組織は非営利組織である．よって，営利組織である企業と病院組織の目的はおのずから異なる．企業組織は利益を得ることを第一の目的とし，その手段としてサービスや製品等を提供する．病院組織は医療サービスの継続的な提供を目的とする一方で，原資である財務を安定させることも求められる．診療と財務の両立が求められる点において，病院経営の複雑さがある．

　例えば，病院経営を任されている病院長は医療法により医師でなければならない．ところが医師である病院長はその多くの時間を診療に費やし，本格的に病院経営を学ぶ機会が少なく，経営のプロフェッショナルであるとは限らない．また，病院長が実質的な経営者としての権限を有していない場合もある．

　病院組織は，民間病院では理事長，病院長，事務長，医療従事者，患者，公立病院では前者に加えて行政の長や部署，議員や住民などの利害関係者が存在する．このように利害関係者の多様性や複雑さに病院組織の特徴がある．

1.4.2　病院組織の構造（structure）と規模

　医療機関は検査や治療を行うために高度に専門分化した組織である．このため病院内の組織は医師を中心とする多職種の専門家により構成される．1.3.3項で述べたとおり，病院内の組織は職能別の部門を基本とし，定常業務を担う委員会組織やプロジェクト型のチーム医療などの弱いマトリックス型組織で構成される．

(1) 職能別の部門

　医療専門職は，それぞれの部門において生涯にわたり自己を研さんし，後進を指導して育成する必要がある．このため病院組織では，各診療科や看護部，薬剤部など医療資格ごとに職能別の縦割り組織構造をとる．これを部門別の機能型組織という．

(2) 委員会組織

　部門別の機能型組織の代表者で構成される委員会組織が弱いマトリックス構造として存在する．例えば，運営委員会，感染対策委員会，安全管理委員会などテーマごとに編成され定常業務を担い意思決定している．これらの委員会には各部門の専門家や第三者である外部の専門家などさまざまな立場から委員が参画する．

(3) チーム医療

　患者を中心とした実際の入院治療では，各医療専門職がチームを組んで医療を提供する．入院，手術，退院という有期性のなかで，それぞれの患者に応じた治療が行われる．特に患者が単一の疾患だけではなく，併存疾患をもっている場合（例えば，高血圧，糖尿病の胃がん患者）は，複数の診療科の医師や看護師，薬剤師など多くの医療スタッフが関与し，診療プロジェクトチームとして

は弱いマトリックス構造をとる．医師には大きな権限と同時に責任が課されており，チームの中での医師は大きな影響力をもっているのが特徴的である．

(4) 病院の規模と成熟度

病院組織は，企業組織のように複数拠点での事業展開（グループ病院としての展開など）は少なく，多くの医療施設は病院単位での事業展開となっている．このことも組織成熟度が高まり難い1つの要因かもしれない．

病院におけるプロジェクトをマネジメントする場合には，組織成熟度，プロジェクトに対する認識，プロジェクトマネジメントのリテラシーが低いことに留意しなければならない．

1.4.3 組織文化および構成員の振る舞い

病院組織では，組織文化や構成員のマインドや振る舞いに特徴がある．企業組織では企業が社員の教育を社員の能力に合わせて教育費，教材を系統的に企業が整備するが，病院組織では医療専門職それぞれ個々のモチベーションが高いために個人が自費で，個々に学会等に参加するような形での学習が主体である．

このように，医療専門職は医療の質を高めることについては努力するが，経営に関しての教育はほとんどなされておらず，体系的に学ぶ機会は乏しい．とりわけ医師はいつでも独立開業できるので，病院組織に対しての帰属意識が低い場合があるように思われる．総体的に医療専門職はマネジメントの知識や実践力にばらつきがあり，病院全体の組織成熟度が高まりにくいのかもしれない．

1.4.4 病院情報システムの利害関係者とプロジェクト体制

(1) 情報システムの利害関係者

病院組織ではユーザーである利害関係者のほとんどが医療専門職であり，なかでも医師の要求の個別性が高い場合，診療上求められる要求が高い場合，その両者を見分けられない場合，ITベンダーはその要求の扱いに戸惑うこともある．結局，病院組織では医療収入の源泉である医師の裁量権が大きいので，情報システム導入においても医師の発言力が大きく，ITベンダーは個々の医師の要求に振り回されがちとなる．

(2) 情報システム構築のプロジェクト体制

病院組織におけるプロジェクトでは，各部門の代表が参加する委員会がその役割を担うことが少なくない．そのため必要な権限が与えられたプロジェクトマネジャーが立つ例は少なく，委員会の委員長が担当することが多い．このような体制の場合には各種ミーティングは定例ミーティングと同列に捉えられ，重要な会議との認識が不足しがちであり，診療の多忙も加わりプロジェクト会議への全員参加が困難な場合が多い．そもそもプロジェクトに対する理解が病院関係者には少ないといえる．

13

1.4.5　医療プロジェクトマネジメントの特徴

これまで述べてきたとおり，病院には経営の複雑性がある．それゆえ，医療プロジェクトマネジメントの問題点として次の5項目が挙げられる．

- 目的が曖昧になりがち
- 利害関係者が多様で特定しにくい
- コミュニケーションが困難である
- プロジェクトとして認知度が低い
- プロジェクトマネジメントの知識が乏しく実践力が低い

医療プロジェクトマネジメントを成功させるためには，これらの課題が発生するプロセスを理解し目的を明確にする．詳細で専門的なニーズを漏れなく拾いあげて，利害関係者を間違えることなく特定し，コミュニケーションを確実にすることが重要である．さらにプロジェクト推進に適した体制づくりと役割権限を徹底し，利害関係者へのきめ細かな対応が求められる．PMBOK® Guide（第5版）の知識領域からみると，後述のプロジェクト憲章の作成，およびステークホルダーマネジメントに留意する必要がある．

参 考 文 献

- Project Management Institute（2008）「プロジェクトマネジメント知識体系ガイドPMBOK® Guide 第4版」
- Project Management Institute（2013）*A Guide to the Project Management Body of Knowledge (PMBOK® Guide) – Fifth Edition*
- 伊藤昭等，海部雅之，鈴木安而．「PMPパーフェクトマスター　PMBOK第5版対応」評言社（2013年8月）
- 一般財団法人医療情報システム開発センター「電子カルテ導入ハンドブック」（2011年10月）
- P.F.ドラッカー著／上田惇生翻訳，マネジメント【エッセンシャル版】基本と原則

第2章 プロジェクトマネジメントのプロセス群

　プロジェクトの流れのフレームワークは，5つのプロセス群という形で示される．この章では，5つについてそれぞれを概説し，プロジェクト全体の流れを解説する．各プロセス群の説明においては，医療現場でみられる特徴や課題をできるだけ盛り込み，理解の助けとなるようにした．

　例えば，情報システム導入のプロジェクトを任されたとしたら，まず何をするか．いきなりチームをつくったり，パソコンを購入したりはしないであろう．ものごとには順序があり，その通りにするとうまくいくことが多い．最初は情報収集をし，それから計画を立て，そのうえで計画を実行する．

　PMBOK® Guideでは，プロジェクトを実行するうえでどのようなことをどんな順序で進めていくかのフレームワークを示している．

　第1章の解説のように，プロジェクトマネジメントとは，プロジェクトに関連するさまざまな知識，ツール，スキル，テクニックを組み合わせて，プロジェクトを遂行するためにマネジメントを行うことである．

　病院はそれぞれ独自の理念や立場で経営しているため，病院情報システムの導入も期間と独自性を有し，プロジェクトの定義にあてはまる．独自性をもつ以上，どのプロジェクトにも絶対的な方法は存在せず，他の病院で成功したプロジェクトを同じ手順で適用しても，必ずしもうまくいくとは限らない．

　また，プロジェクトには不確実性があるため，常に失敗のリスクをはらんでいる．不確実性を減らすためにPMBOK® Guideでは，プロジェクトの過程を体系的にユニットとして分割し，さまざまなプロジェクトへ部分的に適用できるようにしている．

　その分割されている一つひとつのユニットのことを「プロセス」と呼ぶ．

　プロセスは，プロジェクトを遂行する過程に必要な，入力情報（インプット）と，それを処理するためのツールと技法，そして生成される成果物（アウトプット）から成り立っている．

　しかし，どのようなケースにおいても，入力情報，ツールと技法，成果物が常に当てはまるとは限らない．例えば，「プロジェクトチーム育成」（3.6節参照）というプロセスでは，入力情報に「プロジェクト要員リスト，人的資源マネジメント計画書，育成時期」と定義してあるが，実際には組織の状況などを考慮して，それ以外にもさまざまな情報がインプットとして用いられている．

　プロジェクトマネジメントで実行する5つのプロセス群は，時間の経過に沿って分類されている

(**図2-1**)．

最初に開始するプロセスは「立上げプロセス群」である．立上げのプロセスが完了すると次に「計画プロセス群」が開始され，プロジェクトの具体的な計画が立案される．計画のプロセスが完了すると「実行プロセス群」が開始し，プロジェクトが計画段階から実施の段階へ移行する．計画したことの実行が完了すると最終の「終結プロセス群」を経て，プロジェクトが完了する．また，立上げから終結に至るすべてのプロセスに「監視コントロールプロセス群」が関わっている．このプロセスは，それぞれのプロセスを監視するチェック機能と，計画との隔たりが発生した場合の調整機能の役割を担っている．

定常業務とは異なるプロジェクトの大きな特徴に，段階的詳細化と不確実性がある．段階的詳細化とは，プロジェクトの内容はプロジェクトが進むにつれて徐々に明らかになるという特徴である．そのため，プロジェクトでは内容が明らかになるにつれ，計画を都度見直す必要が出てくる．不確実性とは，計画通りに進むことが確実ではないという特徴である．そのため，不確実性が具体化した場合，プロジェクトを計画から見直す必要がある．

つまり，プロジェクトの計画は，最初に立案すれば計画完了となるのではない．そして，プロジェクトを遂行する際には，計画のプロセス，実行のプロセス，監視コントロールのプロセスによって，プロジェクトのPDCAサイクルを回転させていくものである．**図2-1**では，計画のプロセスと実行のプロセスがサイクルとなって回転する様子を示している．

以下，各プロセス群について解説する．

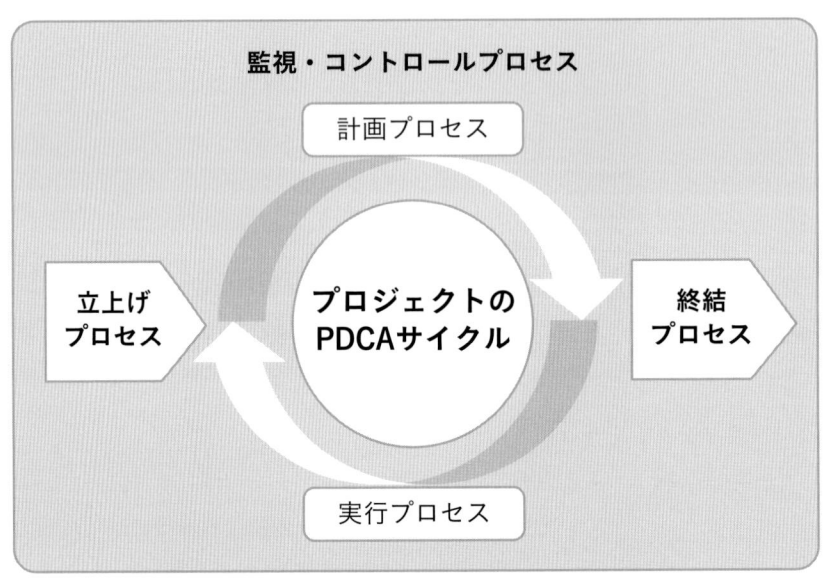

図2-1　プロジェクトの一般的なプロセス推移

2.1 立上げプロセス群

　プロジェクトは,「開始」と「終了」を備えた期間限定の独自な業務であるため,立上げプロセスは重要な意味をもつ.しかし,活動のニーズや方向性が明確になってきたあたりで,プロジェクトの自覚のない状態のまま,既に立上げプロセスが始まっている場合が多い.立上げプロセスが明示的に実施されなかった場合には,プロジェクトの目的,開始時期と終了時期,達成指標,役割分担と責任の所在,実施体制などが不明確となり,プロジェクトの遂行は困難となることが想定される.

　そこで独自な業務の始まりにおいては,プロジェクトの立上げプロセスであると速やかに位置付けて,定常業務から区別し,プロジェクトに関わる人を特定し,プロジェクトの目的および目標を明確にして,プロジェクトを定義することが重要である.それを,プロジェクトの全プロセスを通じて前提となる「プロジェクト憲章」の形で文書化する.プロジェクト憲章は後述の3.1節で詳細を解説する.

　立上げプロセスの時点で,プロジェクトとして正式に組織から承認され,プロジェクト憲章の形でさまざまな事項を文書化し,プロジェクトが公式に開始する.

　病院経営や業務を改善するための一手段として,病院情報システムの導入プロジェクトを進めることがある.その際には,病院経営や業務を改善するという目的や,全体最適を行うといった方針が前提となり終始一貫するよう,プロジェクト憲章に明確に記載しておかなければならない.

　第1章で,医療専門職の集まりである病院組織では,組織を横断的にマネジメントするという考え方が,一般的な企業に比して希薄であると述べた.そのため,委員会組織とは差別化したプロジェクト組織の認知と,プロジェクトをマネジメントするという概念の浸透は,この後の計画プロセス,実行プロセス,監視コントロールプロセス,終結プロセスの速やかな遂行につながり,それがプロジェクト成功の明暗を分けることになる.

　その他,立上げプロセスに含まれる重要なことの1つに,「ステークホルダーの特定」がある.このプロセスは3.10節で解説するようにプロジェクトに関わる利害関係者を最初に洗い出す作業である.病院組織は,専門家のさまざまな要求や期待に応える必要があり,立上げプロセス時点でステークホルダーを特定することは,プロジェクトの円滑な遂行にとって重要となる.

　病院経営や業務改善の目的を共有して動機付けし,プロジェクトマネジメントの概念を浸透させるためには,立上げプロセスにおいて,プロジェクトをけん引する中心メンバーの意識合わせに十分な時間を割き,徹底することが効果的である.

2.2 計画プロセス群

　立上げプロセスでは,プロジェクトの目的および目標を決め,ステークホルダーを特定した.次に行うのは,どのようにして目標へ到達するかを決めることである.

具体的には，目標を達成するために必要な作業内容を洗い出し，スケジュールや予算を決め，プロジェクトマネジメント計画書や各種プロジェクト文書を作成する，といった作業を行う．

　プロジェクトは大規模もしくは長期間になればなるほど，明らかになる事柄が徐々に増え（段階的詳細化），予想もしなかった事柄が起きるようになる（不確実性）．プロジェクトマネジメント計画書を作成し，実行プロセスに移ったとしても，状況によって計画を追加したり変更したりすることが必要となる．場合によっては，立上げプロセスから再検討を行うこともある．

　病院情報システムの導入においては，ステークホルダーの多くは医療専門職である（人数的には看護師が最も多く，重要なポイントになる）．そのステークホルダーのニーズと期待を満足させることがプロジェクトの成功へつながる．しかし，システム化の過程において，医療専門職は業務の流れや要求を第三者へ客観的に表現できないことがある．そのような状況の中，プロジェクトマネジャーは各診療部門の業務の流れのニーズや業務効率化に対する期待をしっかりと引き出して把握したうえでマネジメントすることが求められる．

　また，プロジェクトの対象が大きく広範であるほど，スケジュールや予算を正確に決めることが難しくなる．例えば，病院情報システムを導入する際に，全体のスケジュールと予算は大まかにしか提示できないが，医事部門，放射線部門，検査部門などに分類し，検査部門の中でさらに生化学の自動分析機，検査データ処理システム，心電計，など対象物を機器やシステム一つひとつで考えると，個々の導入スケジュールや予算は決めやすくなる．

　このように，予算の作成や，実施に必要な人員配置や，スケジュールの決定などを行いやすいように，作業内容は細かく分類して考える．この作業のことを「WBS作成」といい，3.2節で詳細に解説する．

　この細かく分類した作業内容のことを「アクティビティ」という．アクティビティまで分類すれば，集約して全体のスケジュールを作成したり，コストを見積もって積み上げて予算を作成したりするということが可能になる．

　その他に計画プロセスには，不確実性への対応として，リスクを特定，分析し，リスクマネジメント計画やリスク対応計画を作成する作業，プロジェクトを遂行させるのに必要な資源を用意するための調達計画を作成する作業なども含まれる．

2.3 実行プロセス群

　計画を立てたら，今度はそれを実行に移す．実行プロセスでは，プロジェクト目標を達成するようにプロジェクトマネジメント計画書に記載した作業を遂行する．

　実行プロセスで行うのは，プロジェクト実行の指揮，マネジメントが中心である．その他にプロジェクトチームづくりやチームの運営，ステークホルダーとのコミュニケーション，調達の実施，成果物の品質保証などがある．

チーム医療では，さまざまな医療専門職種が集まり，それぞれの能力を発揮し合って患者の治療を行う．プロジェクトを実行する際にも同じように，スペシャリストが集まってチームで遂行する場合が多い．

　そのために，プロジェクトの遂行に必要なスキルを見極め，スキルに応じた人を集めなければならない．有能なリーダーの下で，情報が共有され，メンバー間のコミュニケーションがとれている強力なチームをつくることができたら，プロジェクトは成功へ近づく．

　プロジェクトのアクティビティすべてが，予定通り実行できればプロジェクトマネジメントは簡単である．しかし，実際には想定外の事態がよく起きる．その際には，スケジュールや予算などの見直しを求められ，計画の変更を行うことになる．

　また，実行プロセスと並行して実施する監視コントロールプロセス（後述）において，必要と判断されたプロジェクト計画変更および問題解決の対策（予防処置，是正処置）も，実行プロセスで実施する．

2.4　監視コントロールプロセス群

　プロジェクトマネジャーは，プロジェクトが，目標の達成に向けて進んでいるか，チェックをしなければならない．監視コントロールプロセスでは，プロジェクトが計画通り進んでいるか，予算内に収まるか，求められる品質の成果物ができているか，などを確認し，問題があればそれらをコントロールする作業を行う．そのため，監視コントロールプロセスは，すべてのプロセス群を包括する形で継続的に実行される．

　このプロセスで行われるコントロールの対象となるのは，主に，スケジュール，コスト，品質，スコープである．情報システム導入プロジェクトにおいては情報システム設計開発工程（情報システムの開発工程については第4章参照）の状況，チーム医療においては治療の実施状況について，これらを監視および把握し，コントロールする．

　監視を行うにあたり，ベースになるのはプロジェクトマネジメント計画書である．実行プロセスで行われている作業は，すべてプロジェクトマネジメント計画書にのっとって行われているかどうかにより，計画通りに進行しているかの判断をする．

　そこで主に監視するのは，下記の観点である．ただし，これら個々の作業やパフォーマンスの定期的な監視，測定だけでなく，プロジェクト全体も監視しなければならない．

- アクティビティの進行状況
- 作業のスコープ（範囲）が逸脱していないか
- 作業や成果物の質に問題はないか
- 予算とコストの消化状況

●プロジェクトメンバーのコミュニケーション

　そのうえで，プロジェクト目標の達成に影響を及ぼすような問題が発生しそうになった，もしくは発生した場合，プロジェクト計画の変更の必要性を判断し，その問題解決の対策（予防処置，是正処置）を考えなければならない．

　プロジェクトの全体に影響する計画変更が必要であれば，規定された合意，承認の手続きをとったうえで，計画プロセスに準じて，スケジュール，コスト，スコープなどの必要な計画変更と調整を再度行い，プロジェクトマネジメント計画書を改訂して，変更を周知させる．

　例えば，薬剤管理システムの導入プロジェクトを遂行しているときに，薬剤マスタの作成が完了予定日に間に合わないことがわかり，予定していた期日にレビューができない場合，対応方法として，マスタを作成途中のままレビューするのか，期日に向けて担当者を追加するのか，残業時間を増加させるのか，などを予算との関係で考える．担当者を追加することになれば，プロジェクトマネジメント計画書の規定に沿って計画変更の承認の手続きをとり，スケジュールおよびコストの再調整を行う．

　これらの定期的な監視，測定や，変更の手続きは，計画プロセスにおいて策定され，プロジェクトマネジメント計画書にあらかじめ定義されているものである．

　病院の全体最適を目指した病院情報システムの導入プロジェクトにおいては，プロジェクト遂行の中で，医療現場の部門最適の意見に引っ張られがちである．そこを，プロジェクト憲章やプロジェクトマネジメント計画書に基づいて全体を統制していくようにコントロールして，プロジェクトをマネジメントすることが求められる．

2.5　終結プロセス群

　実行プロセスが終わり，プロジェクトにより成果物が生み出されたら，プロジェクトは終結プロセスによって公式に終了させなければならない．

　終結プロセスでは，プロジェクトで計画したことが完了していることを確認して，プロジェクトが生み出したサービスや成果物をプロジェクトスポンサーが正式に受け入れ，プロジェクトのために調達したリソースを解放し，契約事項の完了と精算の手続きをとる．

　また，プロジェクトが中止となる場合にも，公式に終了を確定する終結プロセスを踏む必要がある．

　プロジェクトの成功は，計画した目的を完遂して目標を達成することである．そして，プロジェクトを通じてメンバーが成長することで大成功となる．終結プロセスにおいて，目標達成や成長の軌跡をプロジェクト完了報告書として残すようにすることを推奨する．

　さらに，経験したプロジェクトのノウハウは蓄積して，次のプロジェクトにつなげていく．

　そのために，プロジェクトを振り返る機会を関係者でもち，病院内組織を統括した目線で良かっ

たことや反省したこと，各部門目線で良かったことや反省したこと，病院経営や業務改善の目的に対してどうであったか，プロジェクトマネジメントで重点を置いた点は何か，それらの結果もプロジェクト完了報告書に含めることが望ましい．

「暗黙知」のノウハウを「形式知」とすれば，組織でノウハウを再利用でき，次のプロジェクトの成功，そしてさらなる組織の成長につながることが期待できる．

参 考 文 献

- Project Management Institute（2008）「プロジェクトマネジメント知識体系ガイド*PMBOK® Guide* 第 4 版」
- Project Management Institute（2013）A Guide to the Project Management Body of Knowledge (*PMBOK® Guide*) － Fifth Edition
- 能登原伸二（2007）「プロジェクトマネジメント現場マニュアル」 日経BP社

第3章 プロジェクトマネジメントの知識領域

　第2章ではプロジェクトマネジメントを時間の経過に沿って5つのプロセス群（立上げ，計画，実行，監視コントロール，終結の各プロセス群）に分類してプロジェクトマネジメント全体の流れを解説した．5つのプロセス群には47種のプロセスが含まれる．*PMBOK® Guide* が成功プロジェクト事例を体系化した優れた実務慣行の蓄積であることから，第3章では47プロセスを10の知識領域に分類して解説する．

以下に10の知識領域を列挙する．

- **プロジェクト統合マネジメント**：他の9知識領域の中核となり，プロセス間の影響を調整することで全体を取りまとめるプロセスを定義する．
- **プロジェクトスコープマネジメント**：プロジェクトの作業範囲を明確化し，作業の遺漏や余剰を防ぐことでプロジェクトの目的達成を図るプロセスを定義する．
- **プロジェクトタイムマネジメント**：プロジェクトのスケジュールを作成しコントロールすることで，所定の期限内にプロジェクトを完了するためのプロセスを定義する．
- **プロジェクトコストマネジメント**：必要な資源のコストを見積りコントロールすることで，承認された予算内でプロジェクトを完了するためのプロセスを定義する．
- **プロジェクト品質マネジメント**：プロジェクト活動自体の品質と成果物の品質の双方を対象とし，ステークホルダーの品質要求を満たすためのプロセスを定義する．
- **プロジェクト人的資源マネジメント**：必要な人的資源を計画し，プロジェクトチームを編成し，プロジェクトの目的達成に向けて育成し，動機づけるためのプロセスを定義する．
- **プロジェクトコミュニケーションマネジメント**：プロジェクト情報のライフサイクル管理を通じて，ステークホルダーにプロジェクト情報を周知するためのプロセスを定義する．
- **プロジェクトリスクマネジメント**：プロジェクトを阻害する事象の発生と影響度を減少させ，促進する事象の発生と影響度を増大させるためのプロセスを定義する．
- **プロジェクト調達マネジメント**：プロジェクト作業に必要なプロダクト，サービスや所産をプロジェクトチームの外部から購入または取得するためのプロセスを定義する．
- **プロジェクトステークホルダーマネジメント**：ステークホルダーの要求を理解し調整することで，プロジェクト活動への協力的関与を促すためのプロセスを定義する．

3.1　プロジェクト統合マネジメント

1.2節で述べたように，プロジェクトマネジメントとはプロセスごとに整理された知識やスキル，ツールと技法を適用することでプロジェクトを成功に導く活動である．これらのプロセスはそれぞれ入力情報から特定の成果物を産み出す独立した単位として定義される．しかし，一方ではプロセス同士が相互に影響を与え合う関係でもあり，場合によっては互いがトレードオフの関係になることもある．それゆえ，プロジェクトマネジャーはプロジェクトのライフサイクルを通じてプロセス間の相互作用を調整し，プロジェクト活動の各プロセスを統合しなければならない．つまり，プロジェクトマネジャーはそれぞれのプロセスを統合する中でそこに蓄積された知識ベースを活用し，プロジェクトを成功させステークホルダーの期待に応えるのである．

プロジェクトマネジャーは，組織の長期戦略や定常業務と統合を図りながらプロジェクトの立上げを公式に認可する文書を作成する．必要なプロセスや活動を特定し，定義し，集約し，プロジェクトマネジメント計画を作成する．計画を実行し指揮する．プロジェクト活動を監視し必要な対策を講じる．各プロセスの変更要求をマネジメントし統合するとともに，プロジェクトマネジメント計画書やプロジェクト文書（3.1.2（2）項を参照）の更新をマネジメントする．プロジェクトの成果物を公式に受け入れ，組織に引き渡し，プロジェクトを終結する．これらの一連のプロセスがプロジェクト統合マネジメントである（**図3-1**）．

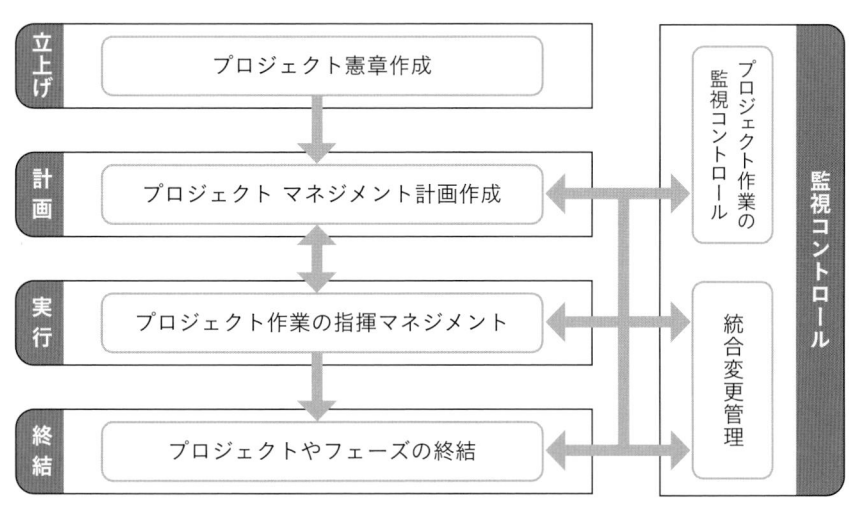

図3-1　プロジェクト統合マネジメントの全体像

3.1.1　プロジェクト憲章作成

プロジェクト憲章作成プロセスでは，プロジェクトを組織戦略や定常業務と結びつけ，プロジェクトの目的や方針を決定し文書化する．この文書をプロジェクト憲章という．プロジェクト憲章はイニシエーターやスポンサーによってレビューされ承認される．イニシエーターやスポンサーはプ

ロジェクトに責任と権限をもつ．病院組織であれば，病院経営に責任と権限をもつ病院長や理事長，または最高意思決定会議に相当する委員会組織がイニシエーターあるいはスポンサーにあたる．プロジェクト憲章の承認をもってプロジェクトが正式に開始され，プロジェクトマネジャーには組織の資産をプロジェクト活動に使用する権限が与えられる．ゆえにプロジェクトマネジャーは本プロセスのできるだけ早い段階に任命され，プロジェクト憲章の作成に携わるべきである．

(1) プロジェクト憲章作成の入力情報／ツールと技法／成果物

入力情報
- プロジェクトが提供する成果物を提示するプロジェクト作業範囲記述書
- プロジェクトの効果や価値を投資対象の視点で捉えたビジネスケース
- プロジェクト受注側から契約書を意味する合意書
- 組織戦略の背景となる事業環境など組織を取り巻く組織体の環境要因
- プロジェクトの制約条件となる組織方針や規約など組織のプロセス資産

ツールと技法
- プロジェクト憲章作成に必要な入力情報の評価のため参考とする専門家の判断
- 会議のマネジメントや協働促進に広く用いられるファシリテーション技法

成果物
- プロジェクト憲章（プロジェクトチャーターともいう）

(2) プロジェクト憲章に記述される内容

　プロジェクト憲章はプロジェクトが組織体によって公式に承認される際に参照される．また，プロジェクトの目的を全ステークホルダーが共通に認識しその存在を共有するために用いられる．よって，プロジェクト憲章には以下の項目が記述される．

- プロジェクトの目的や正当性
- 測定可能なプロジェクトの目標とその成功基準
- 初期段階で把握しているステークホルダーの要求事項（概略レベル）
- 前提条件と制約条件
- プロジェクトの全体像および定常業務との境界
- 初期段階で認識している大まかなリスク要因
- マイルストーンの要約
- 予算の要約
- 初期段階で認識しているステークホルダー一覧
- プロジェクトの承認要件（成功による提供価値，成功判断者，承認者）
- 任命されたプロジェクトマネジャーの氏名，責任と権限レベル

- プロジェクト憲章の承認者（イニシエーターやスポンサー）の氏名と権威レベル

　プロジェクト憲章が承認された証しとして，イニシエーターやスポンサーはプロジェクト憲章に署名する．

(3) 病院内プロジェクトにおけるプロジェクト憲章の重要性

　一般に専門的な職能や機能単位で部門が編成される病院組織では，部門ごとに専門性の高い業務が自律的に行われていることから，プロジェクトに対する期待やニーズも部門によって異なる場合がある．また，組織全体を統合する権限体系があいまいで弱い傾向にあることから，プロジェクトの目的と方針を病院全体で共有できていない例も見受けられる．往々にして病院内プロジェクトは難度が高いと言われるゆえんである．

　このような特徴をもつ病院組織におけるプロジェクトでは，立上げの段階からプロジェクトを組織戦略や定常業務との結びつきの中で捉え，全体最適の視点からプロジェクトの目的を明確に提示し，全職員がプロジェクトの提供価値を共有することが求められる．プロジェクトの目的や方針を文書化することで，プロジェクト憲章はステークホルダー全体に共通認識の徹底を促す媒体として機能する．したがって，病院内プロジェクトではプロジェクト憲章をしっかりと作成すること，プロジェクトの開始時点でイニシエーターやスポンサーにあたる，例えば病院長あるいは理事長が自らキックオフなどの場を利用して全職員にプロジェクト憲章を宣言することが重要となる．

3.1.2　プロジェクトマネジメント計画作成

　プロジェクトマネジメント計画プロセスでは，計画プロセス群の24プロセスで文書化される補助計画書（3.1.2（2）項を参照）から必要な補助計画書を定義し，他の計画プロセスで作成された補助計画書の相互関係を取りまとめてプロジェクトマネジメント計画書として統合する．プロジェクトマネジメント計画書がステークホルダーの承認を受けるとプロジェクト活動の実行が開始される．なお，プロジェクトマネジメント計画書は段階的に詳細化されるので，実行の結果による変更や調整の要求を受けて，本プロセスはプロジェクトの終結まで継続される．

(1) プロジェクトマネジメント計画作成の入力情報／ツールと技法／成果物

　入力情報
- プロジェクト憲章
- 他のプロセスで作成されたり更新されたりした各種の補助計画書類
- 公の標準や事業環境，情報システム基盤の整備状況などの組織体の環境要因
- 組織の標準や方針，過去プロジェクトで得られた教訓などの組織のプロセス資産

　ツールと技法
- 標準プロセスをプロジェクトへ適用するなど計画で参考となる専門家の判断

成果物
- プロジェクトマネジメント計画書

(2) プロジェクトマネジメント計画書とプロジェクト文書

2.2節で述べたように，計画プロセス群ではプロジェクトマネジメント計画書とプロジェクト文書を作成する．プロジェクトマネジメント計画書は，補助計画書とベースラインの組み合わせで構成される．プロジェクト文書はプロジェクトマネジメント計画書以外の文書類である．プロジェクトマネジメント計画書とプロジェクト文書を以下に列挙する．

プロジェクトマネジメント計画書（補助計画書とベースライン）
- 変更マネジメント計画書
- コミュニケーションマネジメント計画書
- コンフィギュレーションマネジメント計画書
- コストベースライン
- コストマネジメント計画書
- 人的資源マネジメント計画書
- プロセス改善計画書
- 調達マネジメント計画書
- スコープベースライン（スコープ記述書／WBS／WBS辞書）
- スコープマネジメント計画書
- 品質マネジメント計画書
- 要求事項マネジメント計画書
- リスクマネジメント計画書
- スケジュールベースライン
- スケジュールマネジメント計画書ステークホルダーマネジメント計画書

プロジェクト文書
- アクティビティ属性
- アクティビティコスト見積り
- アクティビティ所要期間見積り
- アクティビティリスト
- アクティビティ資源要求事項
- 合意書
- 見積りの根拠
- 変更ログ
- 変更要求
- プロジェクト要員任命
- プロジェクト作業範囲記述書
- 品質チェックリスト
- 品質コントロール測定値
- 品質尺度
- 要求事項文書
- 要求事項トレーサビリティマトリックス
- 変更ブレークダウンストラクチャー
- 資源カレンダー

- 予測（コスト予測，スケジュール予測）
- 課題ログ
- マイルストーンリスト
- 調達文書
- 調達作業範囲記述書
- プロジェクトカレンダー
- プロジェクト憲章
- プロジェクト資金要求事項
- プロジェクトスケジュール
- プロジェクトスケジュールネットワーク図
- リスク登録簿
- スケジュールデータ
- 納入候補のプロポーザル
- 発注先選定基準
- ステークホルダー登録簿
- チームのパフォーマンス評価
- 作業パフォーマンスデータ
- 作業パフォーマンス情報
- 作業パフォーマンス報告書

3.1.3 プロジェクト作業の指揮マネジメント

プロジェクト作業の指揮マネジメントは，プロジェクトの目的，目標を達成するために，プロジェクトマンジメント計画書で計画された作業を実行するプロセスである．計画された作業を実施することで成果物が生成されていき，それぞれの経過情報を作業パフォーマンスデータとして収集する．収集された情報は第3章で解説するタイム，コストなどの監視コントロールプロセス群の入力情報として活用される．

プロジェクトマネジャーは，本プロセスにおいてプロジェクトマネジメントチームとともに，計画した作業の実行を指揮し，プロジェクトで発生する技術上や組織上の調整，交渉，問題解決などのマネジメントを行う．具体的には，以下に示す活動が一例として挙げられる．

- 要求事項を達成するためのアクティビティの実行と成果物の生成
- 任命されたチームメンバーの配置，教育，チーム内外とのコミュニケーション
- 材料，機器などの資源調達，使用，サプライヤーの選定などのマネジメント
- プロセスの進捗状況の収集，変更要求の発行，各種計画書への適用
- リスクマネジメント，リスク対応，教訓収集・文書化，プロセス改善活動など

またプロジェクトの途中で変更要求が生じた場合は，承認された変更要求に応じて是正処置，予防処置，欠陥修正などの対応も実施する必要がある．

(1) プロジェクト作業の指揮マネジメントの入力情報／ツールと技法／成果物

入力情報
- プロジェクトマネジメント計画書と承認済み変更要求
- 実行の指揮マネジメントに影響を与える組織の環境要因と組織のプロセス資産

ツールと技法
- 入力情報を評価するための組織内外の専門家の判断
- 自動化ツールや配布システムなどのプロジェクトマネジメント情報システム

成果物
- 生成された成果物と進捗やコストなどの作業パフォーマンスデータ
- 実行中に問題が発見された場合の変更要求（承認前）
- プロジェクトマネジメント計画書とプロジェクト文書の更新版

(2) 変更要求の発行

プロジェクトの作業実施中に計画と実績を比較し，乖離が今後のプロジェクトに影響を与える場合には変更要求が発行される．変更要求は本プロセス以外に，プロジェクトの監視・コントロールや次節以降のスコープ，タイム，コスト，品質など多くのプロセスから発行される．それらの変更要求には主に以下の種類がある．

- 是正処置：現在の実績報告と計画を比較し将来の影響も考慮して，計画の許容内に収まるよう修正する処置である．
- 予防処置：起こりうる望ましくない状態を，未然に防止または軽減するために実施する処置である．
- 欠陥修正：成果物に瑕疵（かし）があり受入れ不可となる場合は，手直しや再作成などを実施して適合するように修正を行う．

3.1.4 プロジェクト作業の監視コントロール

プロジェクト作業の監視コントロールは，各プロセスで作成される成果物の作成状況やスケジュールの進捗状況などの情報を収集し計画との比較評価を行うことで，プロジェクトを統合的に監視する．また必要に応じて是正処置，予防処置などの変更要求によりコントロールを行うプロセスである．具体的には，以下に示す活動が一例として挙げられる．

- 計画と実績との比較や，パフォーマンス評価に応じた処置の提言
- 正確でタイムリーな状況報告，進捗測定，予測などの情報提供
- 新規リスクの特定，既存リスクの対応，承認済み変更の実施状況の監視

(1) プロジェクト作業の監視コントロールの入力情報／ツールと技法／成果物

入力情報
- 実績と比較するためのプロジェクトマネジメント計画書
- 現在の進捗実績，マイルストーン，課題などを記載した実績報告書
- 本プロセスに影響を与える組織の環境要因や組織のプロセス資産

ツールと技法
- 実績情報と計画の比較から判定を行うために活用する専門家の判断

成果物
- 計画と実績の比較の結果から発行される変更要求
- プロジェクトマネジメント計画書の更新版
- プロジェクト文書の更新版

(2) プロジェクトにおける変更要求

　企業情報システム構築においては，変更要求が仕様の範囲内あるいは追加仕様であるかで発注側と納入側で議論となる場合がある．この問題は軽微な変更でかつ現コストで吸収できる場合には問題とならない．しかしコストやスケジュールに影響が出る変更で要件が曖昧であった場合に問題となることが多い．

　医療情報システムの場合においてもプロジェクトの要件や範囲を明確に定義し，監視・コントロールプロセスで計画の範囲内外を判断し，必要に応じて変更要求を発行し承認手続きへ進めることが重要である．

3.1.5 統合変更管理

　緻密な計画を作りプロジェクトを実行していても，さまざまな外部環境や内部環境の影響を受けて計画の変更が発生するのがプロジェクトの特徴である．それゆえ変更要求に対する統合変更管理を確実に実施し，プロジェクトの開始から終了までに発生するすべての変更要求の判断を行うことが重要となる．統合変更管理では，変更要求に対し適切な判断組織が，「承認」あるいは「却下」を行い，ステークホルダーに結果を通知し管理を徹底することが主な活動となる．

(1) 統合変更管理の入力情報／ツールと技法／成果物

入力情報
- プロジェクトマネジメント計画書と作業パフォーマンス報告書
- 監視コントロールプロセスと実行プロセスから発行される変更要求
- 本プロセスに影響を与える組織の環境要因と組織のプロセス資産

ツールと技法
- 顧客，ステークホルダー，業界団体などによる専門家の判断
- 変更管理会議

成果物
- 承認または却下された変更要求を反映した，変更要求状況更新版
- プロジェクトマネジメント計画書の更新版とプロジェクト文書の更新版

(2) プロジェクトと変更管理委員会（CCB:Change Control Board）

　適切な判断組織とは一般的に，プロジェクトマネジメントチームの権限者，スポンサー，顧客などのステークホルダーで構成される変更管理委員会（CCB）が該当する．病院のプロジェクトにおいては多くの場合，病院内での委員会組織の一部が該当するものと思われる．この変更管理委員会で変更管理会議が開催される．

　プロジェクトを成功に導くためには，各プロセスから変更要求が確実に発行され，変更管理委員会で可否判断が決定され，その結果にステークホルダーが従うことが重要である．変更を承認する場合には，開発範囲の拡大や縮小，スケジュールの変更，コストの増加など，計画のベースラインとなる部分を変更する場合も発生する．また否認をする場合には関係者への明確な説明責任を果たす必要がある．このような理由から変更管理委員会の構成メンバーは熟慮して選定することが肝要となる．

3.1.6　プロジェクトやフェーズの終結

　プロジェクトやフェーズの終結は，プロジェクト憲章にて開始されたすべてのプロセスのアクティビティを終了し，プロジェクトやフェーズを公式に終了させるプロセスである．具体的には，プロジェクトの成果物が顧客の要求事項や母体組織の要求事項に適合していることを確認し，顧客やスポンサーに正式に受領されるよう調整し，締結した契約の終了手続きを行う．また，プロジェクトで作成した関連文書を整理し，プロジェクトで得た知識，ノウハウ（成功，失敗事例）をドキュメントに残す．

(1) プロジェクトやフェーズの終結の入力情報／ツールと技法／成果物

入力情報
- プロジェクトマネジメント計画書
- スコープ妥当性確認プロセスを経由した受入れ済の成果物
- プロジェクトで活用できる組織上のプロセス資産

ツールと技法
- プロジェクトやフェーズを適切に終結するための専門家の判断

成果物
- 最終プロダクト，サービス，所産の移管
- プロジェクトを通じて生成されたファイル，終了文書，過去の情報などの組織のプロセス資産の更新版

(2) プロジェクトと組織のプロセス資産

　プロジェクトやフェーズの終結では，完了基準達成の確認，プロダクト，サービス，所産を，次フェーズまたは通常の運用業務に移管などの必要な活動を行う．これらの作業では，プロジェクト

やフェーズの記録を収集し，プロジェクトの成功，または失敗を監査し，必要な情報を保管する．

　これらのドキュメントは今後の類似プロジェクトの基礎資料や教訓として生かすことができるプロセス資産となる．主にプロジェクトを業務としている企業はこのようなデータの蓄積が豊富で，プロジェクト遂行に対する強みとなっている．病院組織においても，できるだけ多くのデータを蓄積し，類似案件による業務効率化や教訓によるリスク回避など，有効に活用することが望ましい．

参 考 文 献

- Project Management Institute（2008）「プロジェクトマネジメント知識体系ガイド*PMBOK® Guide* 第4版」
- Project Management Institute（2013）*A Guide to the Project Management Body of Knowledge (PMBOK® Guide) – Fifth Edition*
- 通勤大学　図解PMコース①　プロジェクトマネジメント　理論編　総合法令出版
- PMPパーフェクトマスター　PMBOK第4版対応　評言社
- 新版　プロジェクトマネジメント標準　PMBOK入門　オーム社
- PMBOK第4版によるITプロジェクトマネジメント実践法　株式会社ソフト・リサーチ・センター

Column1：プロジェクト憲章不在の医療プロジェクト

　医療プロジェクトに限った話でもないが，システム導入に失敗した原因としては，往々にして①システム化の目的が不明確である，②体制・役割・権限が不明確である，③現状業務を理解しておらず業務のあるべき像をイメージしていない，などがある．この中でも，①システム化の目的が不明確であることが，最も重要である．医療業界のプロジェクトは，一般企業のプロジェクトに比べ，ステークホルダーの数が多く多種多様の利害意識が衝突することから，目的の統一，共有化は最重要事項にもかかわらず，その目的や最終系の業務イメージを統一することができないことが目立つ．自分の家を建てることを例に考えると，自分が住みたい家のコンセプトや最終イメージを明確にしていくことと同様の作業ということができる．また，自分の貯蓄とローンの支払いから考えて理想ばかり追うことにとらわれず，リフォームで我慢するなど現実的な案にとどめることもあろうかと思う．しかし，病院では他の病院の電子カルテの導入事例を模倣して同じシステムを導入し失敗する例も少なくない．これは，他院と自院の業務や運用が違うにもかかわらず，ベンダーの提供するパッケージをそのまま導入することによって，魔法の杖のごとく業務が効率化，改善するものと勘違いすることも多い．目的やイメージが曖昧なままシステム導入を進めた場合，業務改善，改革への具体的なアクションへ進展しない．そのため運用が開始する直前には，神にもすがる思いで目先のベンダーへ任せてしまいがちになる．しかし，プロジェクトは遅々として進まず，ベンダーは病院側のリーダーシップのないことによる稼働増加を理由に，増分コストを要求せざるを得なくなる．また，運用が開始できたとしても，目的が曖昧であることから，業務効率化の評価やシステム導入の費用対効果の検証もできないことになりかねない．

　病院に電子カルテシステムを導入する際には，他の病院で導入した電子カルテシステムの運用を見学することもよくある．見学の際には電子カルテシステムを使って病院の各部門や診療科で何を実現したいのか，何を効率化したいのかをしっかり考え，業務フローをイメージ化し図式化することが重要である．また，各部門，診療科で整理した資料や問題・課題を病院全体として共有化するとともに，院長，副院長がリーダーシップを執ってソリューションの解決案を組み立てていくことが，システム導入成功の秘訣である．

　しかしヒアリング内容の整理もしないまま病院の見学に行った場合，自病院の現行業務からあるべき業務のあり方もイメージすることができず，システム化の目的を見いだせないことも少なくない．このようなケースでは，システム導入を進めたとしてもパッケージの機能面ばかりに目が向いて，本来の業務フロー改善が図られないまま，パッケージに合わせた運用にならざるを得ない．最終の運用イメージが固まるまでは，病院内における混乱は避けられない．

　これまで述べてきたことを踏まえても，プロジェクト憲章の重要性は言うまでもないが，①システムの導入目的・目標を明確にする，②システム化の概要，位置付けを明確にする，③スケジュール，スコープを明確にする，④体制・役割・権限を明確にする，⑤予算を明確にすること，などが重要なポイントである．上記のポイントは当たり前のことゆえに体系だった書面に残さずなんとなく進めてしまうこともある．プロジェクト憲章という大げさなものでなくてもよいので重要な項目はしっかりと活字に残し関係者を集め情報共有し，同じベクトルに向かうことが一番重要である．

3.2 スコープマネジメント

プロジェクトスコープマネジメントでは，実践するプロジェクトのスコープ（範囲）に何が含まれ何が含まれないかを明確にして，それをコントロールすることが重要である．プロジェクトスコープマネジメントのプロセスは，1）スコープマネジメント計画，2）要求事項収集，3）スコープ定義，4）WBS作成，5）スコープ検証，6）スコープコントロールの6つのプロセスから成る．成果物スコープとは，プロダクト（製品），サービス，所産（結果）など特有の特性や機能のことである．プロジェクトスコープとは，規定された特性や機能を持つプロダクト，サービス，所産などを生み出すために実行しなければならない作業の範囲である．

「WBS作成」のWBSとはワークブレークダウンストラクチャ（Work Breakdown Structure）の略で，プロジェクト全体を作業分解しそれを階層化，構造化したもののことである．このWBSを構成する最小単位の，作業のかたまりのことをワークパッケージと言う．ワークパッケージは一般的に80時間程度で完了する作業量と言われており，WBS作成においてはこのレベルにまで分解される必要がある．

病院内プロジェクトでは，スコープマネジメントが重要な位置づけを占めている．医療現場のステークホルダーは，医師，看護師，技師，事務職など多種多彩であり，プロジェクトチーム内ではそれぞれが部門（部署）の利益代表である場合が多い．そのため，システム構築を行う際には，自身もしくは自身の属する部門（部署）が不利にならないように振る舞いがちである．また，院内での発言力の強い医師は，要求を通すことに遠慮がない．情報システムに実装されている他の機能での代替や，運用の簡単な工夫で解決が可能であっても，「医療は専門的な知識が要るので口出しができない」と思い込んでいるITベンダー側のエンジニアは，医療側からの要求をそのまま実装してしまう傾向もある．結果的に当初のスコープが拡大するスコープクリープの発生や，組織全体にとってあまり有効ではない追加のカスタマイズが発生しがちである．病院内プロジェクトに携わるプロジェクトマネジャーは，プロジェクト遂行時にしばしば発生しがちなスコープクリープに特に

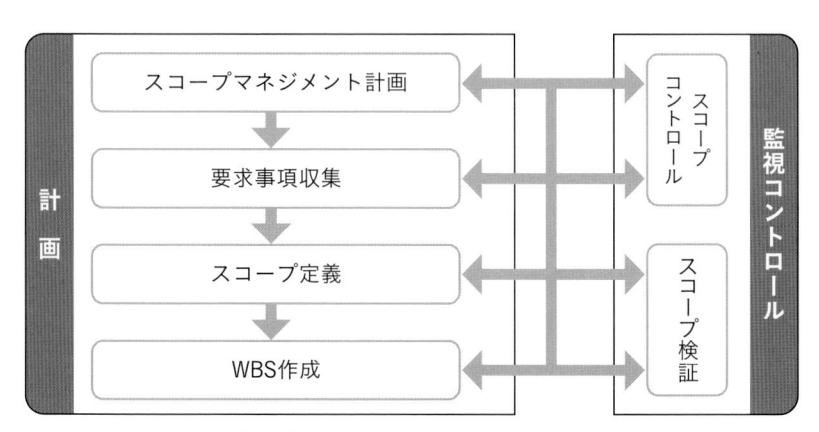

図3-2　プロジェクトスコープマネジメントの全体像

注意しながらプロジェクトを遂行していかなくてはならない．CCB（Change Control Board）を立てるなど，ルールに基づいた変更管理のできる仕組みが重要である．

3.2.1 スコープマネジメント計画

　スコープマネジメント計画プロセスでは，プロジェクトスコープがどのように定義されたか，そしてそれがどのように有効になったか，かつどのようにコントロールするかが記載されたスコープマネジメント計画書を作成する．

　電子カルテを例に取ると，構築する電子カルテシステムの画面構成や画面遷移などの機能要件を指す場合が多いが，「患者のCT画像を検索して，モニターに画面表示させるまでの時間を5秒以内で」という非機能要件も含まれる．計画策定時にもこれらの項目を考慮し計画を進める必要がある．このとき業務フロー全体の中のどこまでの部分をIT化し，どこを人手で行うか，といったIT化の範囲と境界を明確にしたうえで運用仕様を明確化することは言うまでもない．

(1) スコープマネジメント計画プロセスの入力情報／ツールと技法／成果物

　　入力情報
- プロジェクト憲章，プロジェクトマネジメント計画書
- 組織の環境要因とプロセス資産

　重要なインプットであるプロジェクト憲章は，これまでの病院内プロジェクトの現場では作成されないことが多かった．なぜならば，これまでの病院内プロジェクトの現場では，プロジェクトマネジメントという考え方自体が浸透していなかったためである．また，プロジェクトの存在を認識していてもプロジェクト憲章が何であるのか，なぜ必要なのかを認識していなかったからである．スコープマネジメント計画書作成のためには，プロジェクト憲章の必要事項が正しく記載されていなければならない．

　　ツールと技法
- 専門家の判断（この場合の専門家とは単にITの専門家ではなく，医療現場の業務を熟知したエキパートであることが望ましい）
- 会議

　病院内プロジェクトの現場では，あらかじめ定めたスコープに沿ってマネジメントを行っていくという意識が低いため，重要なツールと技法である「会議」の中で「スコープを絶えず意識した」議論を行うことが少なかった．今後の病院内プロジェクトの現場ではスコープマネジメント計画を策定する会議を開催して，あらかじめスコープを守ってプロジェクトを進めていくための具体的なルールや手順を定めておくことが重要である．

　　成果物
- スコープマネジメント計画書，要求マネジメント計画書

　スコープマネジメント計画書はスコープをマネジメントする方法論をまとめたものである．例え

ばWBSの作成プロセスや，スコープの管理や変更要求プロセスなどがある．

3.2.2　要求事項収集

　要求事項収集プロセスでは，プロジェクト目標を達成するために，ステークホルダーのニーズを定義し文書化する．要求事項にはプロジェクト要求事項と成果物要求事項があり，具体的には，「ビジネス要求事項，プロジェクトマネジメント要求事項，納入要求事項」などと「技術的要求事項，セキュリティー要求事項，性能要求事項」などに区分される．

(1) 要求事項収集プロセスの入力情報／ツールと技法／成果物
　　入力情報
　　　　● プロジェクト憲章
　　　　● ステークホルダー登録簿
　昨今の医療現場では医師をリーダーとするチームで医療を遂行している．そのためステークホルダー登録簿は医師，看護師だけでなく，薬剤部，放射線部，検査部，栄養部などの関連部門の担当者，事務担当者も含まれている．
　　ツールと技法
　　　　● インタビュー，アンケートと調査
　　　　● フォーカスグループ，ファシリテーション型ワークショップ
　　　　● グループ発想技法，グループ意思決定技法
　　　　● 観察
　病院内プロジェクトの現場では，"ワーキンググループ会議"と称する「ファシリテーション型ワークショップ」を開催している．通常，「ファシリテーション型ワークショップ」は，各機能部門にまたがる主要なステークホルダーを一堂に集めて集中的に行うセッションを開催する．こうしたセッションにより，参加者間の信頼構築，相互の親密な関係によるコミュニケーション改善，ステークホルダー間の合意の容易さ，グループによる問題の早期発見，早期解決などのメリットがある．しかし，主要ステークホルダーが自身の所属する部署（部門）の機能や条件を優先させる場合は，こうしたセッションに多くの時間を費やすものの目的とした要求事項を集約できないことが多い．したがって，ワーキンググループ会議では予め参加者に各参加部署（部門）の要求事項を明確にしたうえで参加させ，どこまで要求事項を明確にするかを決めた上で会議を開催する必要である．
　　成果物
　　　　● 要求事項文書，要求事項マネジメント計画書，要求事項トレーサビリティマトリックス
　主要なアウトプットである「要求事項トレーサビリティマトリックス」は，各部門（部署）からの要求事項をプロジェクトのライフサイクルを通して追跡するための表である．この表は，ワーキンググループ会議，定例会議等の進捗報告の際に，要求事項が満足されたかどうか，取りこぼしはないか，といった追跡調査に有効である．

これにより，プロジェクトの完了時点で間違いなく要求事項が満足されていることを保証できる．

3.2.3 スコープ定義

スコープ定義プロセスでは，プロジェクト，およびプロジェクトに関する詳細な記述書を作成する．主要な成果物，前提条件，制約条件等を踏まえて作成する．詳細なプロジェクトスコープ記述書を作成することは，プロジェクトの成功に極めて重要である．

(1) スコープ定義プロセスの入力情報／ツールと技法／成果物

　入力情報
- プロジェクト憲章
- 要求事項文書
- 組織のプロセス資産（各医療機関が独自に保持している各種手順書）

病院内プロジェクトの現場では，要求事項文書の作成はRFP（Request for Proposal）を発行する時点で作成される場合が多い．多くの医療情報システムの新規導入，更新を行う場合においては，電子カルテ，オーダリングシステムといった基幹システムだけでなく，調剤システム，放射線システムといった部門システムを含めた当該医療組織全体のシステム調達を行う場合が多く，各部門（部署）の要求も含めてRFPに記載するためである．

　ツールと技法
- 専門家の判断（この場合の専門家とは他の医療情報システム構築プロジェクトの経験者を想定しても良い）
- プロダクト分析（プロダクトの成果物をより具体的な成果物に変換する手法）
- 代替案識別（プロジェクト実施に際して単一の方法だけではなくさまざまな角度からのアプローチを検討する手法）
- ファシリテーション型ワークショップ

本プロセスでも"ワーキンググループ会議（ファシリテーション型ワークショップ）"にてスコープの定義を行う場合が多い．

　成果物
- プロジェクトスコープ記述書
- プロジェクト文書更新版

「プロジェクトスコープ記述書」は，病院内プロジェクトの現場では要求した機能に対する記述書として記載される場合が多い．要求した目的，経緯，運用仕様，運用上の制約なども記載される場合が多く，これらを正確に記載することで，すべてのステークホルダー間でスコープに関する認識を共有し，詳細な計画立案を可能にする．また，プロジェクトスコープ記述書は，要求に対するベースラインを提供し，変更要求や追加作業がプロジェクト内外のどちらに位置するかを判定する場合にも使用する．

3.2.4 WBS作成

　WBS作成プロセスではプロジェクトの成果物に分解しWBSを作成していく．成果物を主体に，階層的に要素分解し，スコープ全体を系統立ててまとめ，定義する．例えば，最上位（レベル1）に「○○病院医療情報システム構築」を定義する．次にその配下（レベル2）に「要求分析」「機能設計」，「詳細設計」，「個別カスタマイズ仕様作成」等のプロセスを定義する．そして，例えば「機能設計」プロセスの配下（レベル3）に「薬剤オーダ」，「検査オーダ」，「処置オーダ」等の対象となるオーダ種を定義する．これらを繰り返し，ワークパッケージレベルまで詳細化していく．ワークパッケージは，スケジュール，コスト見積り，監視，コントロールの対象になる．医療情報システム構築におけるWBSの成果物による分解例を**図3-3**に示す．

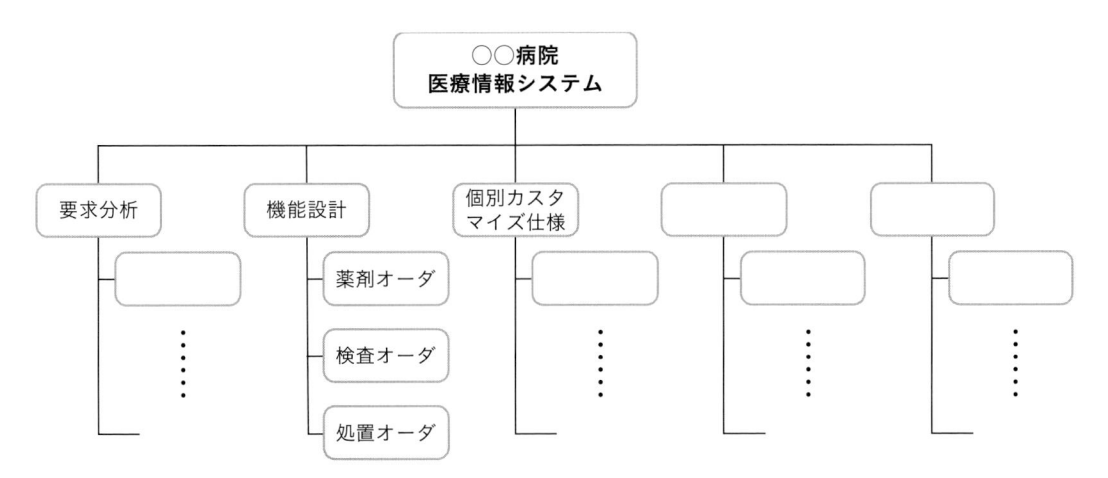

図3-3　病院情報システム構築におけるWBSの要素成果物による分解例

(1) WBS作成プロセスの入力情報／ツールと技法／成果物

　入力情報
- プロジェクトスコープ記述書
- 要求事項文書
- 組織のプロセス資産（各医療機関が独自に保持している各種手順書）

　主要なインプットである「プロジェクトスコープ記述書」は，前述（3.2.3）のスコープ定義プロセスでのアウトプットであり，プロジェクトの主要目標などが記載されている．

　ツールと技法
- 要素分解

　このプロセスのツールと技法である「要素分解」では，プロジェクトの成果物を念頭におき，プロジェクトそのものをより細かく，マネジメントしやすい構成要素（作業単位）に分解し，階層的に細分化していき，作業と成果物をワークパッケージのレベルにまで細分化して定義する．

　病院内プロジェクトの現場では，ベンダー側の作業と医療機関側の作業は上流工程（企画，要求

定義，外部設計）では協働が必要であるが，内部設計より下流では内容が異なるため，双方がまったく同じWBSを作成することは困難であるだけでなく，意味が無い（外部設計，内部設計の詳細については4.3，4.4章参照）．具体的には，「プロジェクトスコープ記述書」に記載された仕様に関してベンダー側が，プログラム製造を行い，医療機関側は各種マスタ（病院に採用している薬剤の一覧表や，各検査部門で行う検査項目の総合リストなど）の作成，製造されたプログラムやシステムの評価，および評価のために必要なチェックリストの作成を行う．そのため，WBSを作成する場合には，医療機関側，ベンダー側双方のプロジェクトマネジャーが協議を行い，WBSを作成することが望ましい．

 成果物
- WBS，WBS辞書
- スコープベースライン
- プロジェクト文書更新版

 主要なアウトプットである「WBS」には，プロジェクトを管理する基本単位であるワークパッケージを設定している．このワークパッケージに対してアクティビティ，リソース，コストを割り当てる必要があるが，医療情報システム構築プロジェクトでは全体としての予算はあらかじめ決定されていることが多く，そのため，予算の見積もりではなく予算の配分という色合いが濃い．

3.2.5 スコープ妥当性確認

 スコープ妥当性確認プロセスでは，完成した成果物の受け入れを正式に行う．ここではレビュー，および，完成した成果物の検査を行う．スコープ妥当性確認を行う場合は，構築したベンダーがまず実施し，その後医療機関側の関係者（情報システム担当，システム委員会メンバー）も交えて行うことが重要である．

(1) スコープ妥当性確認プロセスの入力情報／ツールと技法／成果物

 入力情報
- プロジェクトマネジメント計画書
- 要求事項文書，要求事項トレーサビリティマトリックス
- 確認済み成果物

「要求事項文書」，「要求事項トレーサビリティマトリックス」は，前述（3.2.2）の要求事項収集プロセスで完成させたものを使用し，プロジェクトとしての要求事項，各部門（部署）の要求が正しく実現されているかを検証するために使用する．

 ツールと技法
- 検査

 このプロセスのツールと技法である「検査」では，ベンダーが作成した成果物が，ステークホルダーの示す要求事項と成果物の受け入れ基準に合致しているかを検証する．なお，個別に機能を確

認する場合もあるが，運用仕様に則して診療の流れが可能かどうかを確認する場合は，医療機関全体でのリハーサル形式で行う場合もある．

 成果物
  ●受け入れ済み成果物
  ●変更要求
  ●プロジェクト文書更新版

 アウトプットである「変更要求」は，受け入れた成果物（要求した機能）が要求した仕様と異なる場合だけではなく，実際の運用に則して検証した場合に，要求した仕様では運用できない場合にも発生することがある．例えば，「放射線オーダでは体外金属チェック等の各種チェック機能を実現すること」という要求仕様に対応するために，画面遷移が多く煩雑な運用を強いられるプログラムを作成した場合は，要求した仕様が正しくても，実運用に耐えられないため変更要求が必要になる．

3.2.6　スコープコントロール

 スコープコントロールプロセスではプロジェクトスコープと成果物スコープの状況を監視し，スコープベースラインに対する変更をマネジメントする．プロジェクトスコープをコントロールすれば，すべての変更要求（是正，予防処置）が変更管理プロセスとして管理される．

(1) スコープコントロールプロセスの入力情報／ツールと技法／成果物

 入力情報
  ●プロジェクトマネジメント計画書
  ●作業パフォーマンス情報
  ●要求事項文書
  ●要求事項トレーサビリティマトリックス
  ●組織のプロセス資産（各医療機関独自に保持している各種手順書）

 インプットのうち「プロジェクトマネジメント計画書」には，確定したスコープ（要求事項の範囲）をプロジェクトとして許容する範囲（ベースライン），スコープを変更する場合の手順（変更管理マネジメント），全体構成の管理方法などが含まれる．特に病院内プロジェクトの現場では，先にも述べたとおり変更要求が発生しやすいため，変更管理について記載されたプロジェクトマネジメント計画書が重要になってくる．

 ツールと技法
  ●差異分析

 このプロセスのツールと技法である「差異分析」では，差異が生じた際の原因とその度合いをスコープベースラインと比較して見極めることが重要であり，是正処置，予防処置が必要かどうか決定する．

成果物
- 作業パフォーマンス測定結果
- 組織のプロセス資産更新版
- 変更要求
- プロジェクトマネジメント計画書更新版
- プロジェクト文書更新版

「作業パフォーマンス測定結果」には，技術的パフォーマンス，他のパフォーマンス測定値と計画値とを比較することも含まれる．「組織のプロセス資産更新版」には，差異の原因，選択した是正措置とその理由，このプロセスから得られるその他の教訓についても記載する．「変更要求」は，統合変更管理プロセスを通してレビューし処理する必要がある．

参 考 文 献

・Project Management Institute（2008）「プロジェクトマネジメント知識体系ガイド*PMBOK® Guide* 第4版」
・Project Management Institute（2013）*A Guide to the Project Management Body of Knowledge (PMBOK® Guide) – Fifth Edition*

Column2：クリニカルパスとプロジェクトマネジメント

　クリニカルパスとは，疾病単位で，治療や検査，看護ケアなどの内容を時間軸に沿って一覧表形式に表したものである．1980年代にアメリカで開発され，今日では多くの医療機関で使用されている．

　クリニカルパスには，患者用と医療スタッフ用の2種類がある．患者用のクリニカルパスは主に入院中に受ける，検査，手術，処置，手術後のリハビリ，食事，入浴などの標準的な内容と予定が示されており，「入院診療計画書」と共に患者に手渡される場合が多い．医療スタッフ用のクリニカルパスには，科学的な根拠に基づいた専門的かつ詳細な内容と予定が示されている．このクリニカルパスを基に複数の医療スタッフが情報を共有することでスムーズな連携を図り，チーム医療の推進に役立てられている．

　クリニカルパスを使用することで，不必要な検査や投薬などを減らすことができ，入院（在院）日数の短縮も可能で，コスト削減に寄与する．

　これらの実行で，患者は適切な医療を効率的に受けることができる．また，クリニカルパスは，医療スタッフによって定期的に見直されて改善されるため，質の高い安全な医療を提供することができる．

　クリニカルパス導入の目的は，医療を提供する側から見ると「医療の質の均一化」であるが，患者側から見るとそれぞれの患者の状態に合わせた治療方法が求められるため患者ごとに対応は異なる．そのため患者ごとに異なる治療方針，治療計画が必要になる．すなわち，患者ごとに治療がユニークである．また入院後（場合によっては外来診療から継続して），クリニカルパスが開始され，退院により当該クリニカルパスが終了することから，独自性と有期性が存在しており，入院治療自体がプロジェクトの定義に合致している．

　そこで入院治療を$PMBOK^®$ $Guide$（第5版）の5つのプロセスに当てはめてみると，

- **立ち上げプロセス**
通常のプロジェクトではここでプロジェクト憲章を作成するが，クリニカルパスでは先にも述べたとおりその目的は明確である．そのため診療現場ではプロジェクト憲章の役割も果たす標準的なテンプレートが用意されており，各自このテンプレートを使用している．

- **計画プロセス**
プロジェクトにおいて計画は最も重要であるが，クリニカルパスをWBSととらえ，WBS作成の手法を用いれば，クリニカルパスを一層合理的なものに仕上げることができよう．

- **実行，監視コントロールプロセス**
患者が受診，入院，検査，手術，処置，経過観察，検査を繰り返す．このフェーズではバリアンス（治療目標と結果との差異）を確認しバリアンスの程度が大きければ治療内容を変更する．このとき「変更管理プロセス」の技法が応用できる．

- **終結プロセス**
患者がすべてのイベントを終了し退院する時．プロジェクトの整理として教訓を含めて退院サマリを作成する．

　このような入院治療自体をプロジェクトとして意識することによって，クリニカルパスはさらに合理的なものになろう．

3.3 タイムマネジメント

「プロジェクトマネジメント知識体系ガイド第5版（*PMBOK® Guide*）によれば，「プロジェクト・タイム・マネジメントは，プロジェクトを所定の時期に完了させるために必要なプロセスからなる．」とされている．プロジェクトの成果物を所定の時期に組織に提供することは，事業運営上極めて重要であり，納期の遅れが事業を著しく毀損する可能性があることから，適切なタイムマネジメントを行うことが重要である．

プロジェクトタイムマネジメントに必要なプロセスは，スケジュールマネジメント計画，アクティビティ定義，アクティビティ順序設定，アクティビティ資源見積り，アクティビティ所要時間見積り，スケジュール作成，およびスケジュールコントロールの7つのプロセスが定義されている（**図3-4**）．アクティビティ定義，アクティビティ順序設定，アクティビティ資源見積りの各アウトプットに，スケジューリングツールを用いたアクティビティ所要時間見積りを加えてスケジュールを作成する．プロジェクトをオンスケジュールで実行するために，タイムマネジメント知識エリアにあるほとんどの作業がコントロールプロセスにおいて実行される．以下にタイムマネジメントに必要な7つのプロセスについて概説する．より詳細な情報が必要な場合は，「プロジェクトマネジメント知識体系ガイド第5版」あるいは「スケジューリング実務標準 第2版」を参照されたい．

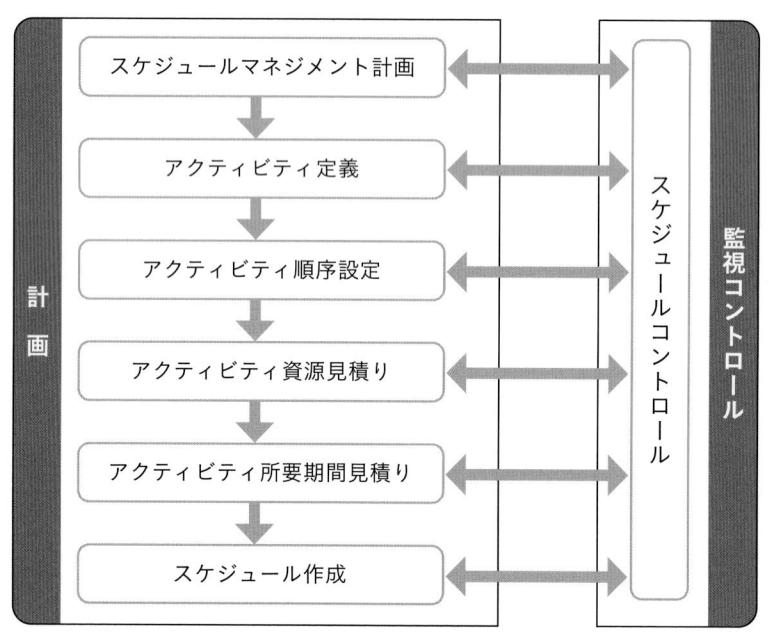

図3-4　プロジェクトタイムマネジメントの全体像

3.3.1 スケジュールマネジメント計画

<u>入力情報</u>
- 統合マネジメントにて作成されるプロジェクトマネジメント計画書
- 統合マネジメントにて作成されるプロジェクト憲章
- 規制等の環境要因と過去に導入経験がある場合にはそのプロセス資産

<u>ツールと技法</u>
- 過去に導入経験がある場合には経験者の，外部コンサルタントがいる場合にはその判断
- 解析技法
- 院内あるいはベンダーとの会議

<u>成果物</u>
- スケジュールマネジメント計画書

3.3.2 アクティビティ定義

アクティビティ定義では，プロジェクトの成果物を生成するための具体的な作業を特定する．WBS作成における，ワークパッケージにおいて成果物を特定し，成果物を生成するために，ワークパッケージをより細かい作業レベルの構成要素に分割する．この構成要素をアクティビティと呼び，アクティビティ単位で資源，期間の見積り，スケジュールの作成，実行ならびに監視・コントロールを行う．ここで重要なのは，必要なアクティビティをもれなく網羅することである．

<u>入力情報</u>
- スコープベースライン
- 規制等の環境要因
- 医療機関の各種手順書等のプロセス資産

<u>ツールと技法</u>
- 要素分解
- ローリングウエーブ計画法
- テンプレート
- 院内の経験者や外部コンサルタントの判断

<u>成果物</u>
- プロジェクトを実施する上で必要な具体的な作業を列挙したアクティビティリスト
- 作業の性質を記載したアクティビティ属性
- プロジェクトを遂行する上での節目を列挙したマイルストーンリスト

3.3.3 アクティビティ順序設定

アクティビティ順序設定ではアクティビティの順序関係，依存関係を特定し，文書化する．論理的順序関係を適切に設定するために，後述するリードとラグを用いる．

入力情報
- アクティビティリストとアクティビティ属性
- マイルストーンリスト
- プロジェクトスコープ記述書
- 医療機関のプロセス資産

ツールと技法
- プレシデンスダイアグラム法（PDM; Precedence Diagramming Method）
  ①終了－開始関係（F-S関係）：先行タスクが終了したら当該タスクを開始する
    例）採血が終わったら測定を行う場合など
  ②終了－終了関係（F-F関係）：先行タスクが終了したら当該タスクを終了する
    例）胸部X線撮影で，撮影が終わったら呼吸を止めるのをやめる場合など
  ③開始－開始関係（S-S関係）：先行タスクが開始したら当該タスクを開始する
    例）胸部X線撮影で，息を止めたら撮影を開始する場合など
  ④開始－終了関係（S-F関係）：後続タスクが開始したら当該タスクを終了する
    例）自発呼吸が開始したら人工呼吸を終了する場合など
- 依存関係の決定
  ①強制依存関係：ハードロジックとも呼ばれる．法規制上の制約，契約上の制約や物理的制約によるもの．処方箋を発行しなければ処方できない，など．
  ②任意依存関係：ソフトロジックとも呼ばれる．特に制約はないが特定の順序の方が望ましい場合に設定される．診察に先立って血液検査とX線撮影が必要な場合，どちらを先に実施しても診察には影響はないが，血液検査を先に実施し，検査結果を待つ間にX線検査を実施する方が待ち時間を短縮できる，など．
  ③外部依存関係：プロジェクトの外部要因との依存関係を外部依存関係という．緊急性の低い疾病により入院する場合，患者の仕事，家庭事情により入院時期が影響される，など
- リードとラグの適用
  ①リード：後続アクティビティを前倒しに早める．検査受付開始30分前に検査機器の電源を入れ定常状態にする場合，30分のリードをもつ開始－開始関係である．
  ②ラグ：後続アクティビティを遅らせる．講演会が開始された後，遅れて参加する人のために15分経ったら受付を閉める場合，15分のラグをもつ開始－終了関係である．

成果物
- プロジェクトスケジュールネットワーク図：プロジェクトスケジュールネットワーク図は，手書きすることもできるが，プロジェクトマネジメントツールを用いて作成する方が容易である．
- プロジェクト文書更新版：スケジュールに関わる文書を更新する．代表的な文書として

アクティビティリスト，アクティビティ属性，リスク登録簿などがある．

3.3.4 アクティビティ資源見積り

　アクティビティ資源見積りでは，アクティビティを実行するために必要な資源，いわゆるヒト，モノ，カネの種類と量を見積もる．この時，個々のアクティビティに精通している人員をアサインし，作業量を見積もることが重要である．

<u>入力情報</u>
- アクティビティリストとアクティビティ属性
- 資源カレンダー
- 医療機関内の人員等の環境要因

<u>ツールと技法</u>
- 専門家の判断：アクティビティの具体的な必要資源の見積りには，アクティビティを熟知した専門家の判断が必要な場合が多い．
- 代替案分析：アクティビティを完了するために必要な手法は単一ではない場合が多い．さまざまな手法の使い分けを考慮する．
- 公開見積りデータ：一部の資源費用は公開されている場合がある．
- ボトムアップ見積り：アクティビティをさらに詳細な要素に分解して要素ごとの資源を見積もり，それを積算することで資源の総量を求める．
- プロジェクトマネジメントソフトウエア：プロジェクトマネジメントソフトウエアには，資源見積りに必要な機能を提供するものがある．しかしながら，あくまでもデータを分析するために必要な機能を提供するが，必要なデータはプロジェクトが収集する必要がある．

<u>成果物</u>
- アクティビティ資源に対する要求事項：各アクティビティに必要な資源の種類や量を特定するものである．
- 資源ブレークダウンストラクチャー：資源区分，種別によって資源を階層構造で表したものである．
- プロジェクト文書更新版：アクティビティリスト，アクティビティ属性，資源カレンダーなど，資源見積りに必要なプロジェクト文書を改訂するものである．

3.3.5 アクティビティ所要時間見積り

　アクティビティ所要時間見積りでは，資源見積りで見積もられた資源を用いてそれぞれのアクティビティを完了するために必要な作業期間を見積もる．アクティビティ所要時間を見積もるためにはアクティビティを熟知している者が必要なデータを提供することが必要であり，そのため，アクティビティ所要時間見積りとアクティビティ資源見積りは密接に関連している．プロジェクト開始

当初は所要期間を正確に見積もることが困難な場合がある．その後プロジェクトの進行とともに，より詳細なデータを使用できるようになり，精密な期間見積りが可能になる（段階的詳細化）．

　入力情報
- アクティビティリストとアクティビティ属性
- アクティビティ資源に対する要求事項
- 資源カレンダー
- プロジェクトスコープ記述書
- 医療機関の環境要因とプロセス資産

　ツールと技法
- 専門家の判断：専門家の過去の類似プロジェクトの経験から所要期間の見積りに必要な情報が得られる．
- 類推見積り：過去の類似プロジェクトの情報から必要なパラメーターを類推することができる．
- 係数見積り：過去の類似プロジェクトの情報に統計情報を加味し，アクティビティの係数を見積もる．
- 三点見積り：所要期間の最頻値（tM），楽観値（tO），悲観値（tP）から期待値（tE）を算出する．
- 予備設定分析：プロジェクトの所要期間見積りにおいて，その不確実性を織り込んでコンティンジェンシー予備（クッション，バッファー）を設定することがある．

　成果物
- アクティビティ所要期間見積り：アクティビティの完了に必要な期間の見積りを定量的に評価したもの．
- プロジェクト文書更新版：アクティビティ属性等の必要な文書を改訂する．

3.3.6　スケジュール作成

　スケジュール作成では，特定されたアクティビティ，アクティビティの順序，個々のアクティビティに必要な資源，期間からプロジェクトスケジュールを作成する．冒頭プロジェクトを予定の期間内に収めることは極めて重要と説明したが，計画段階では最後のプロセスとなるスケジュール作成が特に重要なプロセスとなる．

　スケジュールを計画するには，要員や設備の制約，作業の依存関係などから，効率の良いスケジュールを組む必要がある．中でもクリティカルパスと呼ばれる，全体スケジュールの中でまったく余裕のないルートの計画には特に慎重にスケジュールを組む必要がある．また要求された納期に対しては，スケジュールの短縮化や資源の平準化などさまざまな技法を用いて，確実に実施できるプロジェクトスケジュールを完成させることがポイントとなる．

入力情報
- アクティビティリストとアクティビティ属性
- プロジェクトスケジュールネットワーク図
- アクティビティ資源に対する要求事項
- 資源カレンダー
- アクティビティ所要期間見積り
- プロジェクトスコープ記述書
- 医療機関の環境要因とプロセス資産

ツールと技法
- スケジュールネットワーク分析：プロジェクトスケジュールを作成する技法．クリティカルパス法，クリティカルチェーン法，資源平準化法，What-ifシナリオ分析等の分析法を駆使し，アクティビティの最早と最遅の開始日および終了日を計算する．
- クリティカルパス法：資源に関する制限を考慮せずに，すべてのアクティビティの理論的な最速と最遅の開始日および終了日を計算する．
- クリティカルチェーン法：プロジェクトスケジュールを資源の制限に合わせて修正するスケジュールネットワーク分析技法．
- 資源平準化：マンパワーや設備などの資源に複数のアクティビティが割り当てられ，同時に実行できない場合に，アクティビティのスケジュールを調整することで実行可能にする手法である．
- What-ifシナリオ分析：ある事象が発生した場合のスケジュールを分析する．リスク発生時のコンティンジェンシープランの組み込みなどがこれに該当する．
- リードとラグの適用：スケジュールネットワーク分析で作成したスケジュールを実現可能なスケジュールに調整するために，リードとラグを組み込む．
- スケジュール短縮：スケジュールに対する制約条件，指定日，スケジュール目標等を満たすためにスコープを変更することなくスケジュールを短縮する技法．コストとスケジュールのトレードオフを分析して最小の追加コストで最大の期間短縮を図る「クラッシング」は，一部の業務を外注することで期間短縮を図るなどの方法としてよく用いられる．また，通常は順次実行されるアクティビティを順序関係が矛盾しない範囲で並行実施することでスケジュールを短縮する「ファストトラッキング」などがある．ファストトラッキングでは，手戻りやリスクが増大する場合がある．
- スケジューリングツール：多くのプロジェクトマネジメントソフトウエアには，スケジューリングツールが組み込まれている．これらのツールは，アクティビティ，ネットワーク図，所要期間などの情報を入力することでスケジュール作成をサポートする．

成果物
- プロジェクトスケジュール

①マイルストンチャート：マイルストンを時間軸上に配置したチャート．
②バーチャート：各アクティビティの開始日で始まり，終了日で終了するバーを時間軸上に配置したチャート．ガントチャート．
③プロジェクトスケジュールネットワーク図：個々のアクティビティとその期間，順序ならびに依存関係を時間軸上に配しネットワーク図として示したチャート．
- スケジュールベースライン：スケジュールベースラインは，プロジェクトの最も基本となるスケジュールで，進捗分析などの基礎となる．
- スケジュールデータ：スケジュールマイルストーン，スケジュールアクティビティ，アクティビティ属性，前提条件，制約条件などが含まれる．
- プロジェクト文書更新版：アクティビティ資源に対する要求事項，アクティビティ属性，カレンダー，リスク登録簿等のプロジェクト文書を改訂する．

3.3.7 スケジュールコントロール

スケジュールコントロールでは，プロジェクトの進捗を監視し，スケジュールベースラインに対する変更をマネジメントする．計画段階で作成されたスケジュールが予定通りに進捗しているかを把握するために，一般的には計画時に作成されたバーチャート（ガントチャート）などを用いて予定と実績の進捗管理を行う．

プロジェクトを納期通りに収めるためには，計画時のスケジュールが重要であるが，プロジェクトの特徴として不確実性や新規性を含んでいる場合が多いため，計画通りに進まないことも多い．このような計画外の状況が発生した場合に，差異をいち早くキャッチし原因を分析して，予定の計画内に是正する一連の作業が，スケジュールコントロールの重要な役割となる．スケジュールの是正や再設計をする場合にも，スケジュール計画で用いたファストトラッキングやクラッシングなどの技法を駆使して，スケジュールをコントロールする．

入力情報
- プロジェクトマネジメント計画書
- プロジェクトスケジュール
- 作業パフォーマンス情報
- 組織のプロセス資産

ツールと技法
- パフォーマンスレビュー：実際の開始日，終了日，進捗（％）などのパフォーマンスの収集，比較，分析を行う．
- 差異分析：スケジュールパフォーマンスの測定値とスケジュールベースラインの差異を分析する．
- プロジェクトマネジメントソフトウエア：計画日と実施日の差異からスケジュール変更の影響を評価する．

- 資源平準化：スケジュール変更に対する資源の平準化を行う．
- What-ifシナリオ分析：プロジェクトの進捗を計画通りに実施するためのシナリオを評価する．
- リードとラグの調整：遅延しているアクティビティを計画通りに進捗させる方法を検討するためにリードとラグを調整する．
- スケジュール短縮：遅延しているアクティビティを計画通りに進捗させる方法を検討するために短縮技法を用いる．
- スケジューリングツール：変更版スケジュールを作成するために用いられる．

成果物
- 作業パフォーマンス測定結果：スケジュール差異とスケジュール効率指数を算出して文書化する．
- 組織のプロセス資産更新版：原因分析と教訓から得られる是正措置．標準業務手順書などの院内プロセスを記した文書の改訂版などが該当する．
- 変更要求：スケジュール変更に伴い，プロジェクトのその他の構成要素に変更が必要となる場合がある．多くの場合コストへの影響があるが，コストが増大する場合，その承認を得る必要がある．
- プロジェクトマネジメント計画書更新版：スケジュール変更に伴いスケジュールベースライン，コストベースライン，スケジュールマネジメント計画書等の変更が必要な際にはこれらを改訂する．
- プロジェクト文書更新版：プロジェクトスケジュール，スケジュールデータを更新する．

参 考 文 献

- Project Management Institute(2014)「プロジェクトマネジメント知識体系ガイド（*PMBOK® Guide*）第5版」
- Project Management Institute (2013) A guide to the management body of knowledge (*PMBOK® Guide*) – 5th edition

Column3：医療パッケージの導入スケジュール

　情報システム導入プロジェクトを学んだことがない人にとっては，スケジュールを立てるといった場合，そもそも「何をスケジュールしなければならないか？」が分かる人は少ないだろう．さすがに医療パッケージソフトを購入してきてインストールすればすぐに使えると思っている人はいないだろうが，ベンダーに頼めば何とかしてくれる，と考えている人も多いのではないだろうか．

　情報システムの導入は，経営目標と整合性を保ちながら現在の業務フローの一部または全部を見直し，情報システムに置き換える作業である．そのため，現在実施している業務フローを明確に文書化しておく必要がある．業務フローが文書化されたら，どこをどのように変更し情報システムで置き換えるかを定義する．

　一般的には，情報システムを導入することで，仕事の流れが変わることが多い．明確な意図をもって変える場合もあれば，導入するシステムの制約によって，やむを得ず変える場合もあるだろう．この時に重要なことは，意図的に変える部分は当然のことではあるが，そうでない場合であっても病院の情報システム導入の目的に沿って変更を加えることである．また，システムの制約によりやむを得ず変更する場合，その業務フローを変更しても差し支えのないものであるかどうかを判断する必要がある．もし，影響が大きいのであれば，費用をかけてでもカスタマイズするかを検討する．これらの作業は通常，病院側のプロジェクトマネジャー，プロジェクトメンバーが行うことになる．適任のスタッフがいない場合，コンサルタントを雇うことになるだろう．

　上記の要件を定義する作業と並行して，予算確保，ベンダーの選定，契約などの作業が発生する．ベンダーが決定し，契約を締結したら，ベンダーとともに設計を行うことになる．設計の完了までは病院側のプロジェクトマネジャー，プロジェクトメンバーが多くの役割を果たす必要がある．設計が完了すると実際のシステム構築が行われ，続いて検証，実稼働へと進む．システム構築はベンダー主体で行われ，病院側のプロジェクトメンバーが直接関与する機会は少なくなる．しかし病院側ではこの段階に並行して導入後の業務フローに合わせたインストラクション・マニュアルの作成，病院全体への新たな業務フローに対するトレーニングが行われるため，プロジェクトとしての活性が落ちることはない．検証とトレーニングが終了して実稼働に入ると，運用の段階に移行する．

　導入スケジュールを大雑把に記載しても上記のようなワークパッケージがあり，それをさらに詳細にブレークダウンしてアクティビティを定義する．

　ここまでできると一安心，あとは納期から逆算して…と安易に進めると間違いを犯すことになる．納期から逆算する場合，各アクティビティには作業時間見積りは大雑把にでも入っていれば良い方で，作業時間もそれに必要なマンパワーも計算には入っていない場合も多いが，アクティビティが洗い出せたことで「頑張ればなんとかなる」というスケジュールに陥りやすい．

　「スケジュール」という言葉は日常用語であり，普段の業務や日常生活の中でも普通に使われる言葉である．したがって，経験的に，なんとなく「できる」と思っている人は少なくないだろう．しかしながら，多くの人が「できる」と思っているスケジュールは，「期限から逆算」や「根拠のない期間の積み上げ」であることが多い．小規模のプロジェクトでは，それでもできなくはないかもしれないが，電子カルテ導入プロジェクトのような少し複雑なプロジェクトでは，そのようなスケジュールでは，あっという間に破たんに追い込まれるだろう．

　普段から何気なく使っているスケジュール．たかがスケジュール，されどスケジュール．一度その技法をきちんと学ぶことは，納期のある業務をするうえでとても役立つことと思う．

3.4 プロジェクトコストマネジメント

*PMBOK® Guide*によると，プロジェクトコストマネジメントとは「あらかじめ承認されている予算内でプロジェクトを完了するために，必要なコストを見積もり，予算化し，コントロールする．」と説明している．プロジェクトコストマネジメントは，コストマネジメント計画，コスト見積り，予算設定，コストコントロールの4つのプロセスから成る．コスト見積りとコストの予算化は緊密に結びついているため，ある種のプロジェクトでは比較的短期間に実行できる単一のプロセスと見なされるが，それぞれのプロセスで使用するツールと技法が異なるため，各プロセスを個別のプロセスとして示す．コストに対する影響が最も大きいのはプロジェクトの初期段階であるため，スコープ定義を早期に行うことが重要である．

病院内プロジェクトでは上記4プロセスのうち，コスト見積りプロセス，予算設定プロセスに大きな労力を割く必要がある．その理由は多くの場合医療情報システム構築プロジェクトでは基幹系システムの構築と併せて，各種部門システムを一括して構築するためである．また，部門システムが多くなると関連するステークホルダーの数も部門システムの数に比例して多くなる．部門システムに所属するステークホルダーは自身の所属する部門の利益代表であると言う意識が強いため，見積りを行う場合，予算を決定する場合，自身の部門に対して不利益をこうむらないように行動する場合がある．プロジェクトマネジャーは基幹系システム，部門システムそれぞれに対し適正にコストの見積り，予算設定を行うように注意しなければならない．

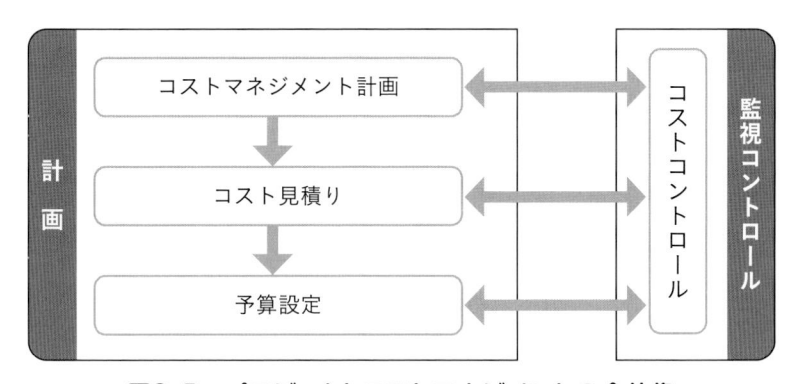

図3-5 プロジェクトコストマネジメントの全体像

3.4.1 コストマネジメント計画

コストマネジメント計画プロセスでは，プロジェクト全体費用をどのように立案，管理し，そして投入またはコントロールするかが記載されたコストマネジメント計画書を作成する．

病院内プロジェクトの現場におけるプロジェクトでは，電子カルテシステム，あるいはオーダエントリシステム（オーダリングシステム）といった基幹システムだけでなく，調剤システム，検体検査システム，RIS（Radio Information System：放射線システムの略称），PACS（Picture

Archiving and Communication Systems：医用画像管理システム）といった部門システムを含めて構築する場合が多い．そのため関連する部門，部署との調整を十分に行った上でプロジェクト費用計画を策定する必要がある．

(1) コストマネジメント計画の入力情報／ツールと技法／成果物

入力情報
- プロジェクト憲章，プロジェクトマネジメント計画書
- 組織のプロセス資産（各医療機関独自に保持している各種手順書）

コスト計画を立案するうえで重要な項目として，スコープベースラインやスケジュールベースラインがある．これらはプロジェクトマネジメント計画書に含まれており，コストを算出するうえで非常に重要な項目となる．また，プロジェクト憲章の中にもコストに関する項目があるため，それも参照する必要がある．

ツールと技法
- 専門家の判断（この場合の専門家とは，経理部門の費用管理エキスパートだけを指すのではなく，医療情報システムの構築費用についてのエキパートも含まれる）
- コストに関係のあるステークホルダーやプロジェクト関係者が参加する会議

成果物
- コストマネジメント計画書

コストマネジメント計画書には，コストを見積もる際に必要なコストの単位，期間などの粒度を定めておく必要がある．これらはプロジェクトの規模や組織の方針などによっても異なるが，コストを見積もるうえでの指標となる．また同様にコストの精度や誤差も定めておく必要がある．さらに策定したコスト計画に対して，実績に差異が発生した場合に是正措置を行うかどうかの判断となる，閾値（しきいち）の設定も重要となる．

3.4.2 コスト見積りプロセス

コスト見積りプロセスでは，プロジェクトアクティビティを完了するために必要な資源の概算金額を見積もる．

コスト見積りは，ある時点で判明している情報に基づいて行う予測である．そのため，プロジェクトの進展に伴う，段階的な情報の詳細化で随時精度を高める必要がある．プロジェクトにとって最適なコストを得るために内製か購買か，買い取りかリースかという判断や，資源共有の方策，リスクを考慮する必要がある．

(1) コスト見積りプロセスの入力情報／ツールと技法／成果物

入力情報
- スコープベースライン，プロジェクトスケジュール，人的資源計画書

- リスク登録簿
- 組織のプロセス資産（各医療機関独自に保持している各種手順書）

　重要なインプットであるスコープベースラインには，スコープ記述書（成果物，受け入れ基準，前提，制約などが記載されている）の他にWBS，WBS辞書（WBSにおける作業詳細が記載されている）が提供されるべきであるが，病院内プロジェクトの現場では，ワークパッケージレベルまで細分化されたWBSまで作成される例は稀である．通常の病院内プロジェクトの現場では医療機関側は概略のスコープ記述書を作成し，構築ベンダーが正式に受注（入札）後WBSを作成している．これは多くの医療情報システム構築は各ベンダーが保有するパッケージシステムをベースに構築することが多く，医療機関でWBSを作成する必要性がないことも原因の1つとして挙げられる．

ツールと技法
- 類推見積り，係数見積り
- 専門家（経験者）の判断
- 予備設定分析
- プロジェクトマネジメント見積りソフトウエア
- ベンダー入札の選定

　コストを可能な限り精度を向上して見積もるためには，見積もる時期や条件に合わせて，前述のツールと技法に示した見積り技法を効果的に活用することが重要である．ツールと技法に示した「類推見積り」とは，過去の類似プロジェクトで使用したスコープ，コスト，予算，期間などを見積りの基礎とするものである．「専門家（経験者）の判断」とは，通常，コスト見積りは，労務単価，リスク要因など多くの変数の影響を受けるため，他の医療情報システム構築プロジェクトを「経験」した専門家の判断により，コストを見積もるための材料に用いる．その他，未知のリスクに対する対策を検討する「予備設定分析」がある．

　病院内プロジェクトの現場では，システム構築に関わる見積りはベンダーに算定を依頼し，その結果が予算と合致するかどうかを判断するためのツールとして，専門家（経験者）の判断，類推見積りの技法を用いることが多い．この場合の見積りとはシステム構築に必要な費用，すなわちベンダーに支払う費用のことを指している．医療機関側のシステム構築に必要な費用（専ら人件費）はその費用に含まれないことが多い．この部分も改善が必要なところである．

成果物
- 各ベンダーから入手した見積りに医療機関側の見積りを加えたアクティビティコスト見積り，各ベンダーから入手した資料などの見積りの根拠
- プロジェクト文書更新版

　アウトプットである「アクティビティコスト見積り」は，コストを定量的に評価したものであり，概算／詳細の何れもある．「見積りの根拠」は，どのようにしてそのコストを見積もったのか明確かつ十分に説明できるようにする必要がある．

病院内プロジェクトの現場では，アクティビティコスト見積りに相当する詳細資料を医療機関側が独自に作成することはまれである．医療機関側はRFI（Request for Information：情報提供を依頼する文書）をベンダーに要求し，ベンダーから得た情報を基に医療機関独自の概算見積りを行い，その結果の予算値と乖離の度合いによりプロジェクトを進行させるかどうかの判断を行っているからである．今後，医療機関がコスト算出情報を収集，蓄積し，独自で見積りの算出ができるようになることは非常に重要である．

3.4.3　予算設定プロセス
　予算設定プロセスでは，ベンダーから得た情報を基にコストベースラインを作成し，予算権限者の認可を得るために個々のアクティビティやワークパッケージのコストを積算する．プロジェクトのコストパフォーマンスはコストベースラインを基準にして測定することができる．

(1) 予算設定プロセスの入力情報／ツールと技法／成果物
　入力情報
- 各ベンダーから入手した見積りに医療機関側の見積りを加えたアクティビティコスト見積り，各ベンダーから入手した資料などの見積りの根拠
- スコープベースライン，プロジェクトスケジュール，資源カレンダー
- 各ベンダーとの契約
- 組織のプロセス資産（各医療機関独自に保持している各種手順書）

　このプロセスのインプットとなるスコープベースラインは，スコープ記述書（成果物，受け入れ基準，前提，制約が記載されている），WBS（成果物を中心とした作業分解と作業の関連や作業分担が記載されている），WBS辞書（WBSにおける作業詳細が記載されている）から構成される．「プロジェクトスケジュール」には，アクティビティの計画開始日，終了日，マイルストーン，ワークパッケージ，計画パッケージ，コントロールアカウント等がある．「組織のプロセス資産」は，各組織それぞれが持つ現行の公式・非公式の予算設定に関連した方針，手順，ガイドラインなどを指す．
　病院内プロジェクトの現場におけるコスト見積りプロセスでは，医療機関は各医療ITベンダーから入手したコスト見積りを基に，情報化投資に対する予算設定を行う．この場合，あらかじめスコープベースラインにシステム化の範囲を明確にしているため，スコープベースラインは予算設定プロセスの重要なインプットとして扱われる．

　ツールと技法
- コスト集約，予備設定分析
- 専門家の判断
- 限度額による資金調整

　このプロセスのツールと技法である，「コスト集約」では，WBSのワークパッケージごとに集計

された見積りをそれぞれ足し算して，より上位の階層に集約する．「予備設定分析」では，リスク発生時に投入するコンティンジェンシー予備と，予期せぬ変更発生時（承認を得る必要あり）に投入するマネジメント予備の両方を設定する必要がある．「専門家の判断」では，当該医療機関内の他の部門，コンサルタント，ベンダーを含むステークホルダー，他医療機関の有識者の判断を用いる．「限度額による資金調整」は，プロジェクトに投入する資金の限度額に応じて調整が必要である．

　病院内プロジェクトの現場でも4種類のツールと技法すべてを駆使し予算設定を行うが，中でもコスト集約を特に重要視して進めている．このとき，基幹システムだけでなく部門システムのシステム構築も並行して行うことが多いので基幹システム，各種部門システム全体のコストを集約したうえで予算設定を行っている．また，多くの医療情報システムがリース契約によりシステムを調達しており，そのリース契約は分散させずに1つのリース会社にまとめて行うことが慣例となっている．

　<u>成果物</u>
- コストパフォーマンスベースライン
- プロジェクト資金要求事項
- プロジェクト文書更新版

　コストパフォーマンスベースラインは予算設定プロセスの重要なアウトプットである．これはコストの累積額を時間軸に沿って表現したものであり，認可された完成時総予算である．コストパフォーマンスベースラインが正確にかつ明確に示されることはプロジェクト計画を行ううえで非常に重要なことである．

　ビルディングなどの建設現場では資材と工程が密接に関わっているが，病院内プロジェクトの現場では，正確なコストパフォーマンスベースラインを算出するのは困難である．なぜならば，各種委員会での協議，ワーキンググループ会議でのシステムの仕様，運用の仕様検討，マスタ作成，操作研修など，多数の「人」に依存する作業と決定事項が多いためである．一度決定された事項が覆る場合があったり，マスタの種類によって進捗度合いは大きく異なったり，操作研修における習得度は個人差があったりと，建築プロジェクトのように画一的にベースラインを算出するのは極めて困難である．だが，概算値であってもコストパフォーマンスベースラインを算出し，設定しておくことはプロジェクトのコストマネジメントの成否に関わるため重要である．

3.4.4　コストコントロールプロセス

　コストコントロールプロセスでは，プロジェクト状況を監視し，コストベースラインとの差異を分析し，将来のコストへの影響を予測し，変更が必要な場合は変更要求を行うといった一連のコントロールマネジメントである．そのためには，支出した実コストをリアルタイムに記録する必要がある．ここでは，資金の支出とその資金によって達成された実際の作業との関係を分析・予測することが業務内容となる．このプロセスでは予算の増額の認可は行わない．予算の変更は，別途，統

合変更管理プロセス（3.1.5参照）で行われる．

(1) コストコントロールプロセスの入力情報／ツールと技法／成果物
　　入力情報
- プロジェクトマネジメント計画書
- プロジェクト資金要求事項
- 作業パフォーマンス情報
- 組織のプロセス資産（各医療機関独自に保持している各種プロセス実施時の手順書）

　このプロセスのインプットであるプロジェクトマネジメント計画書の中には，予算設定プロセスの重要アウトプットであるコストパフォーマンスベースラインが含まれている．また，作業パフォーマンス情報には，どの成果物に着手したか，その進捗状況はどうか，その成果物は完成したのかといったプロジェクトの進捗状況が含まれる．

　医療情報システムを構築する場合に医療機関として最も興味深いのは，プロジェクト全体の進捗に関わるコストのコントロールよりも，追加要望，仕様変更のために必要となる追加資金が医療機関全体の予算にどう影響してくるかである．現状ではベンダー算出の見積りを基に協議し，契約を行ったうえでプロジェクトを進めるため，ある意味ベンダー任せによるコスト算出，そのコントロールでも大きなぶれは発生しない．ところが，追加要望，仕様変更は契約外の場合が多く，内容によっては多くの追加費用が必要になる場合が多いためである．

　　ツールと技法
- アーンドバリューマネジメント（EVM）
- 予測
- 残作業の効率指数
- パフォーマンスレビュー
- 差異分析
- プロジェクトマネジメントソフトウエア

　このプロセスで用いる主要なツールと技法である，アーンドバリューマネジメント（EVM：Earned Value Management）は，プロジェクト作業のパフォーマンスをグラフ化して測定する技法の1つである．プランドバリュー（PV：Planed Value），アーンドバリュー（EV：Earned Value），実コスト（AC：Actual Cost）の3つの曲線から測定される．以下，PV，EV，ACについて記すが詳細は*PMBOK® Guide*を参照されたい．
- PV　遂行すべき作業に割り当てられた認可済みの予算
- EV　実施した作業の価値を作業に割り当てられた承認済みの予算
- AC　実際に発生したコストでありEVを完了させるために使ったコスト

　*PMBOK® Guide*ではEVMについて詳しく記しているが，実際の病院内プロジェクトの現場ではEVMを適用できない場合が多い．それは前述のとおりコストパフォーマンスベースラインが正確

に算出できないためである．また，たとえベースラインが算出できたとしても「人」に依存する作業が多いためEVの算出自体が困難なためである．病院内プロジェクトの現場が長年プロジェクトマネジメント手法の適用が遅れているのはリアルタイムのコスト把握が難しい点にも原因があると思われる．医療現場に則した簡便な手法が望まれる．

<u>成果物</u>
- 作業パフォーマンス測定結果
- 予測の予算
- 更新版組織のプロセス資産（各医療機関独自に保持している各種手順書）
- 変更要求
- プロジェクトマネジメント計画書更新版
- プロジェクト文書更新版

*PMBOK® Guide*では，「作業パフォーマンス測定結果はコスト差異，スケジュール差異，コスト進捗指数，スケジュール進捗指数を文書化して報告するものであり，予算の予測は，算出した完成時総コスト見積りを文書化して報告する必要がある．」と記述されている．これをもう少しかみ砕いて説明すると以下のようになる．

- プロジェクトのある時点のコスト投入状況を調査する．
- アーンドバリュー（作業に割り当てた予算）と比較して実コスト（実際に発生したコスト）は多くかかったのか，あるいは少なくてすんだのか（コスト差異）を調査する．
- アーンドバリューはプランドバリュー（予算）と比較して多かったのかあるいは少なかったのか（スケジュール差異：通常プロジェクトがベースライン通り進行している場合はこの値は０に，遅れている場合は負の値を示す）を調査する．
- アーンドバリューを実コストで除してその値はどうだったのか（コスト進捗指数：この値が１よりも小さい場合はコスト超過している）を調査する．
- アーンドバリューをプランドバリューで除してその値はどうだったのか（スケジュール進捗指数：この値が１よりも小さい場合は進捗遅れ）を調査する．

上記４指標を文書化して報告し，上記４指標を用いて完成時の総コストを見積もり，文書化して報告する必要がある．

（※コスト差異，ケジュール差異，コスト進捗指数，スケジュール進捗指数，完成時総コスト見積りの詳細については*PMBOK® Guide*を参照されたい）

しかし実際の病院内プロジェクトの現場で厳密な，*PMBOK® Guide*にのっとった形式で報告されている例はまれである．

変更要求に関しては確実に進めていく必要がある．各ワーキンググループ会議で検討した結果，運用仕様の変更だけでは診療現場で対応しきれない場合，情報システムの仕様を変更（カスタマイズ）して対応する場合がある．この場合，仕様の変更内容によってはプロジェクト全体のコスト，

納期，品質に大きくかかわる．そのため変更管理を確実に実施し，本当に必要な仕様変更なのか，全体コストへのインパクトはどうか，スケジュールへのインパクトはどうか，品質上の問題は発生しないか，一部のステークホルダーだけで情報共有されないかなどを検討しながら進めていくことが重要である．

参 考 文 献

・Project Management Institute（2008）「プロジェクトマネジメント知識体系ガイド*PMBOK® Guide* 第 4 版」
・Project Management Institute（2013）*A Guide to the Project Management Body of Knowledge (PMBOK® Guide)* – Fifth Edition

Column4：プロジェクト予算と病院収益

　医療機関の収益は本業にあたる「医業」での収益と「医業外」での収益から構成される．医業収益は保険収入と自費収入に大別され，保険収入は，「点数」という考え方のもとに各診療行為が何点にあたるかを診療報酬点数表から算出する．保険によって異なるものの多くの場合1点10円を乗じて計算する．この計算結果をレセプト（診療報酬明細書）により，社会保険診療支払基金または，国民健康保険連合会に請求し，使用する保険により7割から10割が支払われる．残りの3割から0割は患者が窓口負担する．自費収入は自費診療が該当するが，自費診療では文字通り患者は社会保険を使わないためその全額が患者負担となる．
　一方，医業外収益とは医療行為によらない収益のことを指し，受取利息，各種補助金，雑収入（例，駐車場収益）等がある．医業利益とは本業である医業での収益と費用を比較したものであり，これを見ることにより当該医療機関での医療が事業として成り立っているかがわかる．
　病院情報システム導入におけるプロジェクト予算は，医業収益だけでなく医業外収益も含めた病院収益に対する比率で求められる数値を目安とすることが多い．このプロジェクト予算に対して中央社会保険医療協議会が興味深い報告をしている．以下に抜粋し引用する．

> 　IT化費用，3億円から30億円まで：中略…単年度医業収入に対する導入保守費用の割合は，平均2.6％でした．1％程度から5％程度までばらつきがあります．
> 　個別病院ごとの総額を見ると，病床規模やシステムの内容，またカスタマイズの度合いによりさまざまですが，200床台，300床台の規模の病院で3億円から5億円程度が比較的多くなっています．しかし，300床台でも9億円かけた病院や800床から1,000床規模になると20億円から30億円をかけた病院もあります．IT化の効果としては，インシデントの減少など安全性の向上，画像ツールによる患者への説明や業務の効率化による患者待ち時間の短縮など患者サービスの向上，パスワードによるデータ入力による責任範囲の明確化などがあげられています．

（出典：Online Med）

　引用文にあるとおり，同規模の医療機関でも情報システム化投資戦略によって投資額は異なってくる．そのためやはり，病院収益に対する比率で情報システム化投資額を決定することはできない．設計段階から当該医療機関の独自仕様を組み入れて開発するスクラッチ開発では数十億円の単位での投資が必要になるが，各ベンダーがもつパッケージをベースとした開発では数億円，場合によっては1億円を切るケースも有り得る．繰り返しになるが医療機関の情報システム化投資はその医療機関の情報システム化に対する戦略によって決定されるべきものである．

3.5 品質マネジメント

品質が十分ではないプロジェクトの成果物は，プロジェクトに対する組織の要求を満たすことができず，最悪の場合，プロジェクト活動が無駄に終わることにもなりかねない．したがって，プロジェクトの品質が組織要求を満たすよう適切にマネジメントすることはステークホルダーの満足に直結する極めて重要な活動である．

プロジェクト品質マネジメントに必要なプロセスとして，品質計画，品質保証，品質管理の3つのプロセスが定義されている（**図3-6**）．

ここで注意しなければならないことは，プロジェクト品質マネジメントでは，プロジェクト実行の品質と成果物の品質の両方に適用されるということである．

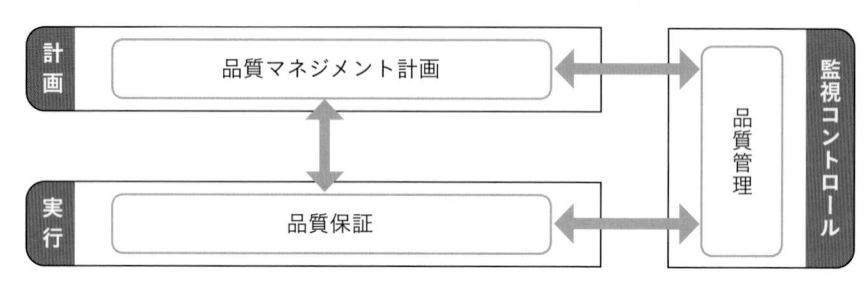

図3-6　プロジェクト品質マネジメントの概要

3.5.1 品質マネジメント計画

品質計画プロセスでは，プロジェクトの成果物ならびにプロジェクトマネジメントに要求される品質の両方を明確化し，その基準を満足するための方法を文書化する．

品質に対する要求は，しばしばコストあるいはスケジュールとのトレードオフの関係になるように，他のプロジェクト計画プロセスと連動することが多い．そのため，他のプロジェクト計画プロセスとの調整を取りながら並行して進める必要がある．パッケージソフトをカスタマイズ無しで導入する場合，コストは最も安価であるが，業務プロセスをパッケージに合わせる必要がある，つまり組織の要求を反映させることは難しい．一方で，病院の業務プロセスに完全に合わせてシステムを導入する場合，スクラッチ開発（3.9.1（2）参照）を行うことになるが，この場合，組織の要求を完全に織り込むことはできるものの，時間と費用が膨大になる．このように品質計画が時間と費用に大きく影響することから，予算，納期，品質のベストバランスを考慮し，タイムマネジメント，コストマネジメントのプロセスと並行して進めるべきである．

成果物に要求される品質は，その成果物の性質によって異なるため，適用分野によってその手法も異なる．例えば，病院内プロジェクトにおいては，医療情報システムそのものに要求される品質と，医療において要求される品質の両方を共に満たす必要がある．

入力情報
- プロジェクト計画書
- ステークホルダー登録簿：医療プロジェクトにおいてはステークホルダーの特定が極めて重要である．プロジェクトのスコープが破綻する場合，モンスター化したステークホルダーが存在する場合がある．このようなことが起こらないように，初期にステークホルダーを特定することが重要である．
- 要求事項文書ならびに組織体の環境要因と組織のプロセス資産：医療情報システム導入以前より，医療機関は医療サービスを提供している．これらのサービス提供のために，システム導入以前より運用されているプロセスならびに作成されている文書には，医療特有の法規制，ガイドラインなどがすでに織り込まれている．したがって，これらの情報を入力情報とする場合，法規制に従うプロセス，院内で作成された文書と院内ルールによるプロセスを峻別して意識しておく必要がある．
- リスク登録簿：リスクマネジメントでスケジュール，コスト，人的資源などのリスクを洗い出しリスト化したものがリスク登録簿となる．このリスクの中には，品質に関するリスクも多く含まれているためリスク登録簿を入力情報として参照する．

ツールと技法
- 情報システム導入による業務効率化を分析する費用便益分析．
- 品質を要求されたレベル以上に保つには，成果物が要求品質に適合しているかを検査する必要がある．また不適合が発生した場合には，手直しを行うかあるいは廃棄も発生する．さらにこのような不適合を発生させないためには予防措置を行うことも必要となる．これらの品質を保つために発生するさまざまなコスト全体を品質コストと呼び，品質計画の技法として活用する．
- QC7つ道具のうち，病院内プロジェクトにおいては，特にヒヤリ・ハット事例の分析からプロセス改善に導くため特性要因図，院内の各種プロセス，クリティカルパスを表現する上でフローチャートが有効である．
- ベンチマーク，実験計画法，統計的サンプリング，その他の品質計画ツール

成果物
- 品質マネジメント計画書
- プロセス改善計画書
- システムに要求される品質基準とその測定法を記述した品質尺度
- 適切な品質であることを確認できる妥当な品質チェックリスト
- プロジェクト文書更新版

　病院内プロジェクトの品質計画においては，実際の院内業務プロセスを漏れなく文書化することが重要である．抜け，漏れが後々見つかった場合，手戻りが多く発生し，納期の遅れ，コストの増大につながるだけではなく，運用開始後の業務に支障が出ることもあるため品質計画が重要である．

3.5.2　品質保証

　品質保証のプロセスでは，策定された品質基準を満たすために品質管理のプロセスが確実に実行されているかを，品質管理の測定結果と合わせて監査を行う．また品質保証のプロセスは，監査結果に基づきプロセス改善サイクルを継続して行うプロセスでもある．

　入力情報
- プロジェクトマネジメント計画書
- システムに要求される品質基準とその測定法を記述した品質尺度
- 作業パフォーマンス情報，品質管理測定結果

　ツールと技法
- 品質計画と品質管理のツールと技法
- 品質監査およびプロセス分析

　成果物
- 組織のプロセス資産更新版
- 変更要求
- プロジェクトマネジメント計画書更新版ならびにプロジェクト文書更新版

　品質保証のツールと技法は，品質計画と品質管理のすべてを活用する．つまり費用便益分析や品質コスト，QC7つ道具や新QC7つ道具など実に多くの分析手法，管理手法を用いてプロジェクトの品質を保証する活動を実施する．

　品質保証は実施されるプロセスを監査し，無駄な作業を省き付加価値の低いプロセスを改善し，より効率の良いプロセスにブラッシュアップする活動となる．このような継続的なプロセス改善により，プロジェクトの品質が保証されていくこととなる．

3.5.3　品質管理

　品質管理プロセスでは，品質活動の実行結果をモニタリングし記録することにより，その活動の結果を評価し，改善変更を提案する．品質不良の原因を特定し，その改善を図るために，このプロセスはプロジェクトの期間を通して実行されるべきであるが，あらゆる活動をモニタリングし，記録することはコスト，スケジュールとのトレードオフとなりうるため，モニタリングし記録すべき重要プロセスを特定し，適切に計画されなければならない．

　品質管理というと，成果物をチェックリストを用いて点検することをイメージされる場合が多い．しかし，実際には成果物を検査して不具合を修正することはコスト上昇の要因となる．このため，不具合が起こらないプロセスを構築することが重要である．つまり，プロセスで不具合の発生を予防し，仮に不具合が発生したとしても，検査によって業務に支障が出ないように予防と検査を実施することが重要である．このように，予防と検査は品質管理の両輪と言えよう．品質管理は，予防と検査を最小のコストで行うために統計的手法などを駆使して行うプロセスである．

入力情報
- プロジェクトマネジメント計画書
- システムに要求される品質基準とその測定法を記述した品質尺度
- 適切な品質であることを確認できる妥当な品質チェックリスト
- 作業パフォーマンス測定結果
- 承認済み変更要求
- 成果物
- 組織のプロセス資産

ツールと技法
- フローチャート，パレート図
- 散布図
- 特性要因図，管理図
- ヒストグラム
- ランチャート
- 統計的サンプリング，検査
- 承認済み変更要求のレビュー

成果物
- 品質管理測定結果
- 確認済み変更
- 確認済み成果物
- 組織のプロセス資産更新版
- 変更要求，プロジェクトマネジメント計画書更新版ならびにプロジェクト文書更新版

　ツールと技法の中で，プロセスをフローに図式したフローチャートや要因を構成比の高い順に図式化したパレート図は原因を絞り込むためによく活用される．散布図は測定する項目の分布により傾向が把握でき，特性要因図は魚の骨の形に図式化した図により原因の掘り下げができ，いずれも原因の把握に活用できる．

　管理図は目的の品質が許容値内に収まっているかが判別できるため実行段階で活用されることが多い．ヒストグラムは成果物の精度をグラフ化することで，品質のばらつきが把握できる．

　このように必要な時期に適切な品質管理手法を用いて品質の管理を行うことが重要となる．また顧客の要求に応える品質をパスしたものが，確認済み成果物となる．この確認済み要素成果物がスコープ検証の入力となる．

　病院内プロジェクトにおいては，品質保証プロセスおよび品質管理プロセスは特に重要である．それは，導入した情報システムの品質が，単に業務効率を左右するだけではなく，医療安全をも左右する場合があるためである．

参 考 文 献

- Project Management Institute(2014)「プロジェクトマネジメント知識体系ガイド（*PMBOK® Guide*）第 5 版」
- Project Management Institute (2013) A guide to the management body of knowledge (*PMBOK® Guide*) – 5th edition
- Wikipedia ヒヤリ・ハット
  ＜http://ja.wikipedia.org/wiki/ヒヤリ・ハット＞

Column5：医療の安全と品質

　医療関係者で「医療事故」という言葉を聞いたことがない人はいないだろう．同様に「ヒヤリ・ハット」という言葉を聞いたことがない人もやはりいないだろう．医療的準則に従わなかった結果として被害が発生した場合を医療事故といい，結果的に被害が発生しなかったものをヒヤリ・ハット（事故には至らなかったもののヒヤリとした，ハッとした事例）という．

　ハインリッヒの法則によれば，1件の大きな事故・災害の裏には，29件の軽微な事故・災害，そして300件のヒヤリ・ハットがあるとされる．

```
        1件の重大な事故・災害
      29件の軽微な事故・災害
    300件のヒヤリ・ハット
```

　ヒヤリ・ハット事例は，実際に事故・災害が起きたわけではないため，見過ごされやすいが，重大事故を未然に防ぐためにはヒヤリ・ハット事例を蓄積し，ヒヤリ・ハットが起こらないようにプロセスを改善することが重要である．「リスクマネージメントマニュアル作成指針」（厚生労働省）において，国立病院，国立療養所及び国立高度専門医療センター（現，国立高度専門医療研究センター）における医療事故の発生防止対策及び医療事故発生時の対応方法について，これら国立病院等がマニュアルを作成する際の指針を示すことにより，各施設における医療事故防止体制の確立を促進している．これらの活動は，リスクマネジメントの観点はもちろんであるが，医療プロセスの品質が患者や医療者の安全に直結するためである．

　医療情報システム導入プロジェクトで品質面や安全面を見た場合，考慮すべき点が2つある．1つ目は当然であるが，瑕疵のない情報システムを構築することである．2つ目は業務プロセスを明確に文書化し，常に改善が行われるよう，業務プロセスをマネジメントするための業務改善プロセスを作り込むことである．電子カルテのように医療プロセスとの関係が深い情報システム導入においては医療プロセスの可視化，明確化が行われるが，この際にそのプロセスで医療の質が担保できるのか十分に検証する必要がある．

　医療情報システム導入プロジェクトでパッケージを導入する場合，ベンダーの担当者あるいはコンサルタントが業務改善プロセスの策定をお膳立てしてくれる，というわけではなく，どのような業務プロセスにどのような仕様のシステムを導入するか，現場の担当者が主体となって，品質基準について十分に議論を尽くすことが重要であろう．

3.6 プロジェクト人的資源マネジメント

プロジェクトを遂行するのは人である．したがって，プロジェクトを成功させるためには，人的資源を適切にマネジメントする必要がある．プロジェクト要件に応じた人的資源を計画し，最適なプロジェクト組織として編成し，目的達成に向けて育成し，組織運営する．これら一連のプロセスがプロジェクト人的資源マネジメントである（**図3-7**）．

組織としての病院は自律した専門家集団の結合体でありながら，日常的なチーム活動によって運営される特徴をもつ．一方で，専門性の高い業務が個々の集団で自律的に行われることから，組織全体を統合するための権限体系が不明瞭で弱い傾向にある．病院内プロジェクトでは，これらの組織特性を十分に考慮したプロジェクト人的資源マネジメントがとりわけ重要となる．

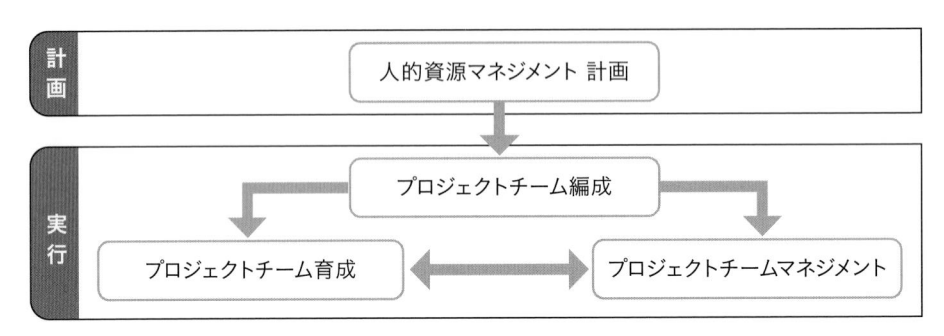

図3-7 プロジェクト人的資源マネジメントの全体像

3.6.1 人的資源マネジメント計画

人的資源マネジメント計画では，プロジェクトメンバーのマネジメント方針を策定し，人的資源マネジメント計画書として文書化する．そのため，メンバーの役割を設定しコンピテンシー要件を明確化する．また，役割の権限と責任を定義し報告関係を決定する．

(1) 人的資源マネジメント計画の入力情報／ツールと技法／成果物

<u>入力情報</u>

　　アクティビティ資源の要求事項（アクティビティ資源見積りプロセス）から以下を参照する．
- プロジェクトにおけるマネジメント方針
- プロジェクトチームに必要な知識とスキルやコンピテンシー
- 病院を取り巻く外部環境，病院内の組織構造や組織文化などの内部環境

<u>ツールと技法</u>
- プロジェクト体制と報告関係を明示した組織図
- チームメンバーの役割と責任を記述する役割記述書

- 人間関係や政治的な側面を理解する手段として有効な非公式な相互交流
- メンバー，チーム，組織化集団が秩序よく行動する仕組みを示す組織論
- リスク定義やコンプライアンス対応などに関する専門家の意見や判断
- メンバー間の共通認識を築くために都度開催する会議やミーティング

成果物

人的資源の定義と配置，要員マネジメントおよび離任に関する指針を人的資源マネジメント計画書として文書化する．要員のマネジメント指針には以下が含まれる．

- 要員の調達先，人件費，作業場所，組織支援レベル
- 要員の作業可能日を表す資源カレンダー
- プロジェクトと要員双方に最適な時期と方法に関する要員の離任計画
- スキルや能力が不足した要員への訓練計画
- 要員を動機づけする表彰と報奨の内容と基準
- 順守すべき法令や組織の規則など
- リスク管理でもある安全管理の基準や手順

(2) 病院内プロジェクトにおけるプロジェクト体制と役割

病院内プロジェクトの体制は，病院の規模や経営形態，プロジェクトの対象範囲などの諸条件によってさまざまに異なる．一例として**図3-8**に，ある自治体を開設母体とする300床規模の病院における電子カルテ導入のプロジェクト体制と役割を示す．

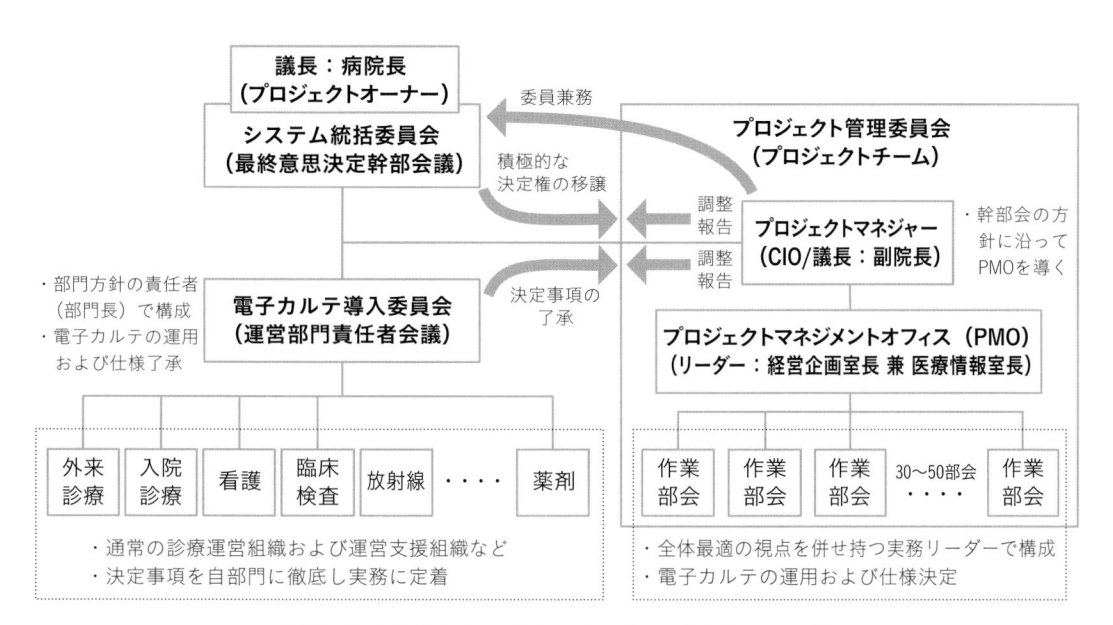

図3-8　電子カルテ導入プロジェクト体制の一例

図3-8では，病院長を議長としたシステム統括委員会とプロジェクト全体の推進管理を担うプロジェクト管理委員会，決定事項の徹底や定着を担う電子カルテ導入委員会を設けている．病院長は電子カルテの導入目的を明確に示し全職員に向けて宣言する．全職員の目的意識を1つにするためである．システム統括委員会はプロジェクト管理委員会へ権限を積極的に委譲する．これにより体制が強化され迅速な意思決定につながり，プロジェクトが効率的に遂行される．ただし病院の基本方針に関わる事案は，システム統括委員会にエスカレーションされ決定されるべきである．作業部会には電子カルテの運用や仕様，さらには部門システムとの整合性を検討するため，各部門から実務リーダーが集められる．作業部会では部門の利益代表ではなく全体最適の視点が求められる．作業部会の決定内容は電子カルテ導入委員会で了承され，電子カルテ導入委員会を構成する部門責任者によって各機能部門に展開される．そのためプロジェクトマネジャーには，電子カルテ導入委員会との密な意思疎通に裏付けられた強力な調整能力が必要となる．

3.6.2　プロジェクトチーム編成

　プロジェクトチーム編成ではプロジェクトの成功に必要な人的資源を確保し，プロジェクトチームを編成する．プロジェクトマネジャーは要員の所属部門や外部ベンダーとの交渉を通じて，必要とされる期間について要員を確保する．

(1) プロジェクトチーム編成の入力情報／ツールと技法／成果物

　入力情報

　　人的資源マネジメント計画書から以下を確認する．

- 要員の役割と責任，プロジェクトの組織図
- 要員の調達先，人件費（特に外部調達の場合），作業場所，組織支援レベル
- 投入可否を判断するための要員の作業可能日，要員がもつ知識，スキル，コンピテンシー

　ツールと技法

- 特定メンバーの専門知識に依存する場合などに行う該当メンバーの先行任命
- 病院内の部門マネジャーに対して行う要員任命に関する交渉
- 病院内で要員を確保できない場合に行う要員やサービスの外部調達
- 情報技術を駆使してほとんど対面することなく役割を果たすバーチャルチーム
- チームメンバーの選定基準である多基準意思決定分析

　これらのツールや技法と合わせて，プロジェクトマネジャーには交渉力や政治力が求められる．

　成果物

- プロジェクト要員の任命とその要員リスト化
- 任命された要員の作業可能日などの資源カレンダーへの更新
- 要員マネジメント計画書を含むプロジェクトマネジメント計画書への更新

(2) コアメンバーの専任化によるプロジェクト活動量の確保

　病院組織の目的が人命に関わる医療サービスの提供であることから，プロジェクト活動の優先度は本来業務の医療行為に比べて自ら低くならざるを得ないのが実情である．この制約条件の中で，プロジェクトマネジャーは要員を選別し任命しなければならない．任命権をもつ機能部門マネジャーと計画段階から事前交渉することで，例えば**図3-8**のプロジェクト管理委員会の一部をコアメンバーとして専任化し，一定のプロジェクト活動量を担保できないだろうか．

(3) 内部で確保できない要員の外部調達

　プロジェクトマネジメントや情報技術などの専門家を病院内で確保するのは難しい．必要な専門家を内部で確保できない場合には外部から調達する．外部コンサルタントやITベンダーの知見や経験を取り込めるだけでなく外部要員による作業支援が得られることで，限られた要員の適材適所への任命やプロジェクト参加者の負担軽減が期待できる．例えば**図3-8**では，プロジェクトリーダーの補佐役や作業部会の支援要員として用いるとよい．

(4) 病院内プロジェクトとバーチャルチームの可能性

　病院内プロジェクトでは医療部門や看護部門で行われるシフト勤務などにより，プロジェクト活動に時間的な制約を受ける場合がある．電子メールやWeb会議などのICTを上手に利用することでバーチャルチームを形成し，就業時間帯が異なる要員を含めたチーム編成が可能となる．地域医療連携プロジェクトにおいても地理的に離れた要員をプロジェクトチームに加えることができる．バーチャルチームは集合形態による対面活動と併用することで，チーム編成の可能性を広げる有効な手段になりえよう．

3.6.3　プロジェクトチーム育成

　プロジェクトチーム育成では，チームのプロジェクト遂行能力を確かなものとするため，プロジェクトマネジャーはメンバーやチームの知識とスキルやコンピテンシーを強化し，メンバー間の交流を促進し，チームの士気と協働意識を継続して高める．

(1) プロジェクトチーム育成の入力情報／ツールと技法／成果物

　入力情報
- トレーニング戦略，報奨など（人的資源マネジメント計画書）
- プロジェクト要員リスト
- チームメンバーがチーム育成活動に参加できる時期

　ツールと技法
- 共感，影響力，創造性，意思疎通などの人間関係スキル
- トレーニング，チームビルディング活動

- チームの行動規範
- コミュニケーションと連帯感強化のためにチームメンバーを同じ場所に集める（コロケーション：co-location）
- 動機づけのための表彰と報奨
- 取り組み姿勢サーベイ，人事考課，構造化インタビュー，能力テストなど

成果物
- チームのパフォーマンス評価
- 教育研修記録や職員のスキル記録など病院組織の内部環境要因への更新

(2) 病院内プロジェクトで役立つ知識とスキル

　プロジェクトマネジメントの効果的な実施のためには *PMBOK® Guide* が役立つ．プロジェクトマネジャーやPMOスタッフにとって，成功プロジェクト事例から体系化された優れた実務慣行を適用できるからだ．

　前述の電子カルテ導入プロジェクトのように病院ITプロジェクトであれば，医療情報システムの技術動向や基本的な情報技術用語などを知ることが望ましい．ベンダー選定時のRFP作成やベンダーとの意思疎通に役立ち，効果的な協業につながるからだ．この観点から病院内に医療情報技師の資格保持者を養成することは有意義である．

　委員会や作業部会など会議の開催にあたっては，あらかじめ「何を決めるのか」「何を共有するのか」など開催目的とゴールを明確にしたうえで，建設的な会議運営を目指すべきである．「終わらない」「決まらない」「進まない」事態を避ける意味でも，会議をリーディングするスタッフはミーティング手法やファシリテーション技術をコミュニケーションスキルとして身につけておくことが望ましい．

3.6.4　プロジェクトチームのマネジメント

　プロジェクトチームのマネジメントでは，チームのプロジェクト遂行状況を追跡し，結果をメンバーにフィードバックすることで修正し，より最適なチームに導く．プロジェクトマネジャーはリーダーシップをもって課題に対処し，組織やメンバー間のあつれきを解消し，チームのパフォーマンスを継続的に改善する．

(1) プロジェクトチームのマネジメントの入力情報／ツールと技法／成果物

入力情報
- 役割と責任，プロジェクトの組織図，要員マネジメント計画（人的資源マネジメント計画書），プロジェクト要員リスト
- チームのパフォーマンス評価
- 課題履歴一覧

- プロジェクト状況報告

<u>ツールと技法</u>
- チームメンバーの作業と態度を把握するための観察と会話
- チームメンバーの作業評価
- 対立やあつれきへの対峙と対処法
- 課題履歴一覧
- リーダーシップや影響力，効果的な意思決定などの人間関係スキル

<u>成果物</u>
- 病院組織のパフォーマンス評価への更新
- 要員スキルの更新
- 要員の配置転換，外注化，離任者の補充などの変更要求
- 人的資源マネジメント計画などのプロジェクトマネジメント計画書の更新

(2) 病院内プロジェクトにおける対立構造と対処法

　病院内プロジェクトでは参加メンバーが在籍組織の利益代表として，部分最適な要求や行動をとることが多い．このことからメンバー間や組織間に対立が生じ，さまざまなあつれきを生むことになる．本節の冒頭で述べたとおり，対立の原因が病院の組織特性に根差すことから対処が難しい阻害要因の1つといえよう．

　プロジェクトマネジャーは，あらゆる手段を講じて対立と向き合い対処する．以下のように手段はさまざまだが，持ちつ持たれつの関係づくりと胸襟を開いた対話が基本となる．

- 身を引いて撤退または回避する
- 意見の相違点にかえて同意できる部分を強調することで鎮静や適応を図る
- 当事者全員が折り合える解決策を妥協点として模索する
- 自分の意見を相手に強制して押し付ける
- 複眼的な思考や異なる視点で新たな見解を示し協力を取り付ける

参 考 文 献

- Project Management Institute（2008）「プロジェクトマネジメント知識体系ガイド*PMBOK® Guide* 第4版」
- Project Management Institute（2013）*A Guide to the Project Management Body of Knowledge (PMBOK® Guide) – Fifth Edition*
- 印南一路（1998）「組織としての病院」　白桃書房
- 山形県（2005）「医療情報システムの導入に関する指針」
  < http://www.pref.yamagata.jp/ou/kenkofukushi/090013/iryojohoshishin.pdf >
- 佐々木啓充（2010）「電子カルテ導入における医療情報技師の役割」　第5回関西医療情報技師会

< http://khit.umin.jp/study/5th/5th_sasaki.pdf >

・西口孝（2008）「IT導入のスケジュールと準備作業」『迷わない，困らない，失敗しない 幸福の医療IT導入術 ITvision No.18』

Column6：医療プロジェクトにはサーバントタイプのマルチリーダーシップ

　ジョン・P・コッターは，マネジメント論で次のように述べている．「マネジメントは複雑さに対処し，リーダーシップは変革を推し進めるという役割がある」と述べている．

　情報システムを導入するうえで，システムと運用をバランスよく導入することはとても重要である．これは，まるで車の両輪がそろわないと真直ぐに進めない車のようである．情報システム導入のプロジェクトマネジメントはプロジェクトの複雑な要件・リスクを段階的に詳細化し解決を図り，決められたスコープのなかで成果物を作り上げるという複雑さに対処するマネジメント作業である．

　だが，情報システムを実際に効果的に活用するためにはリーダーシップも欠かせない．なぜならば，情報システムと運用をバランスよく導入するためには，それぞれの部署に一定の痛みが伴うからである．全体としては大きな効果が期待される情報システムであっても，例えば導入部署では新しい操作方法を覚えることから始まって，場合によっては新たな仕事が種類・量が増えることもある．これは，利用部門の理解と継続的な工夫が情報システムの効果に大きく反映するからである．

　リーダーシップというと，一般に織田信長のような英雄，すなわちカリスマ型リーダーシップをイメージしてしまう．しかし，情報システムはあくまでも道具であり目的ではない．情報システム導入後に価値を生み出していくうえでは，システムの利用者の納得感が欠かせない．そのため，近年は強い一人のリーダーシップより，マルチリーダーシップといわれる関係者の皆がリーダーシップをとることが求められている．マルチリーダーシップの代表例として，指揮者のいないオルフェウス室内管弦楽団がよく取り上げられる．多くの専門家で構成される楽団で，取りまとめとなる強いリーダーシップを発揮する指揮者がいない楽団だが，オルフェウス室内管弦楽団は他の楽団と比較してむしろリーダーシップは強いといわれている．それは，多くのメンバーが自律的にリーダーシップを発揮しているからであり，マルチリーダーシップの成立条件にコミュニケーション能力が挙げられている．

　また，マルチリーダーシップの役割を演出するうえで，チームに奉仕（サーバント）し効果的にモティベートするサーバントタイプが求められており，特に傾聴，共感，場作りが重要といわれている．

参考文献

- John P. Kotter, John P. Kotter on What Leaders Really Do (Boston; Harvard Business School Pr,1999) 邦訳，ジョン・P・コッター著『リーダーシップ論　今何をすべきか』1999年，ダイヤモンド社
- Harvey Seifter and Peter Economy, Leadership Ensemble: Lessons in Collaborative Management from the World's Only Conductorless Orchestra (New York; Times Books, 2001) 邦訳 ハーヴェイ・セイフター/ピーター・エコノミー共著『オルフェウス・プロセス-指揮者のいないオーケストラに学ぶ　マルチ・リーダーシップ・マネジメント』，2002年，角川書店

3.7 プロジェクトコミュニケーションマネジメント

プロジェクトを成功に導くには，すべてのステークホルダーがプロジェクトの目的を共有し，その達成に向けて思いを1つにして協働しなければならない（3.10節を参照）．プロジェクトマネジャーは，組織内外のステークホルダーとのコミュニケーションに多くの時間を割く．聞いて納得して初めて人は動くからだ．それゆえ，個人の考えや共有すべきプロジェクト情報をステークホルダー全体に周知し相互理解を得ることが，プロジェクトの重要成功要因となる．効果的なコミュニケーションは，異なる組織文化や背景，異なる専門性レベル，異なる観点や関心をもつ多様なステークホルダー間の架け橋となる．複雑で多岐にわたるステークホルダーが関与する病院内プロジェクトでは，コミュニケーションの果たす役割はなおさら大きいのである．

プロジェクトマネジャーはプロジェクト情報の収集，生成，配布，蓄積，検索，廃棄を計画し，マネジメントし，コントロールする．これらの一連のプロセスがプロジェクトコミュニケーションマネジメントである（**図3-9**）．

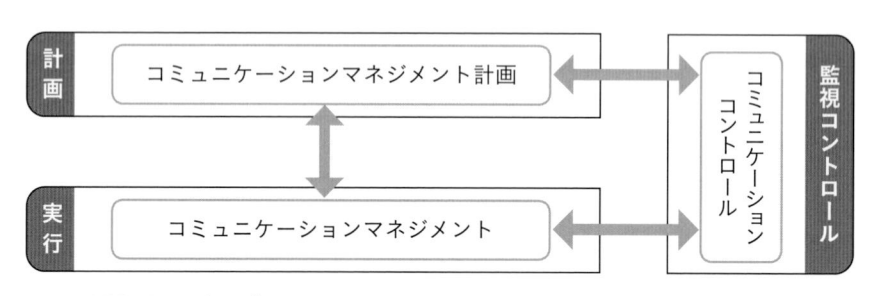

図3-9 プロジェクトコミュニケーションマネジメントの全体像

3.7.1 コミュニケーションマネジメント計画

コミュニケーションマネジメント計画では，ステークホルダーのニーズや要求，利用可能な組織資産の情報に基づき，効果的で効率的なコミュニケーションの仕組みを計画する．効果的なコミュニケーションとは，適切な形式で，適切な時に，適切な相手に，適切な影響と共に情報を伝えることをいう．効率的なコミュニケーションとは，必要な情報のみを伝え，不要な情報は伝えないことをいう．コミュニケーションマネジメント計画によって，ステークホルダーとの最も効果的で効率的なコミュニケーションの方策が立案され，コミュニケーションマネジメント計画書として文書化される．

(1) コミュニケーションマネジメント計画の入力情報／ツールと技法／成果物

　　入力情報
- プロジェクトの実行，監視，コントロール，終結に関する方針（プロジェクトマネジメント計画書）

- コミュニケーションニーズを確認するためのステークホルダー登録簿
- コミュニケーション要求に大きく影響する組織構造などの組織体の環境要求
- 過去プロジェクトの教訓や履歴情報など組織のプロセス資産

ツールと技法
- ステークホルダーの情報ニーズを特定するコミュニケーション要求分析
- ステークホルダー間で情報交換するためのさまざまなコミュニケーション技術
- 円滑なコミュニケーションや情報交換を促進するコミュニケーションモデル
- ステークホルダー間で情報共有するためのコミュニケーション手段
- プロジェクト情報の交換と更新のための議論や対話の場であるミーティング

成果物
- コミュニケーションの計画，仕組み，監視，コントロールに関するコミュニケーションマネジメント計画書

プロジェクトマネジメント計画書に含まれる．
- スケジュールやステークホルダー登録に関するプロジェクト文書の更新版

(2) 脱落者を出さない会議の計画

　病院組織では本来業務である医療行為が最優先であり，プロジェクト活動の優先度は意識の中で相対的に低くなりがちである．その結果，シフト勤務など不規則で多忙な業務を理由に，プロジェクト会議への遅刻者や欠席者の出る状況が常態化しないか．しかし，遅刻や欠席が許される風潮を放置すれば，プロジェクトメンバーの参画意識は薄れ，次第に非協力的になってしまう．例えば要求仕様決定の作業部会に欠席者が出てしまうと，要件定義に漏れが発生し手戻りの元凶となるなど，進捗管理，品質管理，コスト管理にも悪影響を及ぼす．こうした事態を未然に防ぐには，キックオフなどを利用して早い段階で会議体の出席者や開催日時を明確化し，数カ月先まで出席者のスケジュールを押さえることが効果的である．欠席の口実を断つのである．

3.7.2 コミュニケーションマネジメント

　コミュニケーションマネジメントでは，コミュニケーション計画に基づきプロジェクト情報を生成し，収集し，配布し，蓄積し，検索し，最終的には廃棄する．コミュニケーションマネジメントによって，ステークホルダー間の効果的で効率的なコミュニケーションが成り立つ．

(1) コミュニケーションマネジメントの入力情報／ツールと技法／成果物

入力情報
- プロジェクトコミュニケーションの計画，仕組み，監査，コントロールについて記述したコミュニケーションマネジメント計画書
- プロジェクトのパフォーマンスと状況を収集した作業パフォーマンス報告

- 組織構造や文化，規則などコミュニケーションに影響する組織体の環境要因
- ガイドラインやひな型（テンプレート）などコミュニケーションに関する組織のプロセス資産

ツールと技法
- ステークホルダー間で情報交換するためのさまざまなコミュニケーション技術
- 円滑なコミュニケーションや情報交換を促進するコミュニケーションモデル
- ステークホルダー間で情報共有するためのコミュニケーション手段
- 紙文書や電子媒体，プロジェクトマネジメントソフトウエアなどの情報マネジメントシステム
- 進捗状況や今後の見込みについて情報を収集し配布するパフォーマンス報告

成果物
- パフォーマンス報告，成果物の状況，スケジュール進捗，コスト費消などプロジェクトに関わる情報を生成し，配布し，受領し，認知し，理解するためのプロジェクトのコミュニケーション活動
- コミュニケーションマネジメントおよびステークホルダーマネジメントに関するパフォーマンス測定のベースライン情報を提供するプロジェクトマネジメント計画書の更新版
- 課題履歴やスケジュール，必要資金などに関わるプロジェクト文書の更新版
- ステークホルダー通知やプロジェクト報告書など組織のプロセス資産の更新

(2) 意思決定プロセスの可視化と共有

　プロジェクトでは，意思決定プロセスの可視化と共有が重要となる．この点をおろそかに曖昧なままにして結論だけを共有すると，後々結論がぶれたり覆ったりすることがある．意思決定プロセスへの非関与を理由に翻意したり，別の論点を持ち出すことで議論を蒸し返したりするなど，プロジェクトに後ろ向きなステークホルダーに格好の理由を与えてしまうからだ．複雑で多様なステークホルダーが関与する病院内プロジェクトでは，ステークホルダーの目的や利害が相反することがある．それゆえ，意思決定プロセスを可視化しステークホルダー間で共有することは重要であり，努めて実践すべき留意事項である．

3.7.3　コミュニケーションコントロール

　コミュニケーションコントロールでは，ステークホルダーの情報ニーズを満たすようにプロジェクトのライフサイクルを通じてコミュニケーションを監視しコントロールする．コミュニケーションコントロールによって，どの時点でもコミュニケーション参加者すべての間で最適な情報の流れが確実になる．

(1) コミュニケーションコントロールの入力情報／ツールと技法／成果物

入力情報
- ステークホルダーのコミュニケーション要求やコミュニケーションのマネジメント方針について記述したプロジェクトマネジメント計画書
- 成果物の状況，進捗，コスト費消などに関するプロジェクトコミュニケーション
- 課題解決について文書化した課題履歴一覧
- 集められたデータを要約整理し，パフォーマンス測定ベースラインと比較分析した作業パフォーマンスデータ
- リポートのひな型やコミュニケーション標準手順などの組織のプロセス資産

ツールと技法
- コスト消費，進捗状況，パフォーマンス情報を取得，蓄積，ステークホルダーへ配布する情報マネジメントシステム
- 正しい情報を適時に適切な相手へコミュニケーションするための専門家の判断
- ステークホルダーのコミュニケーション要求に応えるためのミーティング

成果物
- 集められたパフォーマンスデータを要約整理した作業パフォーマンス情報
- コミュニケーションコントロールの結果として生じた変更要求
- プロジェクトマネジメント計画書の更新
  コミュニケーションマネジメント計画と同様にステークホルダーや人的資源マネジメント計画などを更新する．
- 今後の見込みやパフォーマンス報告，課題履歴一覧などプロジェクト文書の更新
- 報告フォーマット類や教訓など組織のプロセス資産の更新

(2) コミュニケーションマネジメントとステークホルダーマネジメント

　コミュニケーションコントロールの意義は，プロジェクトマネジメント計画書に記載されたパフォーマンス目標を達成するために，コミュニケーションを監視しレビューし，必要な是正措置を講じて，効果的かつ効率的なコミュニケーションを担保することにある．適切なコミュニケーションを維持することは，ステークホルダーエンゲージメント（3.10.3節を参照）を高めるうえでの前提条件であり重要成功要因である．適切なコミュニケーションを盤石の礎としてこそ，適正なステークホルダーエンゲージメントが築かれるのではないだろうか．

参 考 文 献
- Project Management Institute（2008）「プロジェクトマネジメント知識体系ガイド*PMBOK® Guide* 第4版」
- Project Management Institute（2013）*A Guide to the Project Management Body of Knowledge*

《PMBOK® Guide》- Fifth Edition
・印南一路(1998)「組織としての病院」白桃書房
・小浜耕己，鈴木安而(2013)「プロジェクトの協力者を増やすステークホルダーマネジメント」日経SYSTEM 2013.3号, p.20-p.41

Column7：医療プロジェクトのコミュニケーション

　医療機関は多くのスペシャリストで構成されている．彼らは国家資格を持ち，業務独占・名称独占のもとで一定の保護と制約を受けながらプロフェッショナリズムの精神をもって活動している．すなわち，彼らはたゆまぬ研鑽によって培われるスキル向上により，最高の結果を追求するこだわりがある．その結果として，スペシャリストごとの職能組織を形成し強化するムーブメントが働く．

　筆者が勤務する大学病院では，学会認定の資格も含めて30余りの有資格者が日々診療業務に直接・間接的にかかわることとなり，自らが所属する組織の掟と規範に基づいて活動している．筆者の所属する医療情報部門には医師と看護師が所属しているが，両部門から医療情報部門に配属されてきたメンバーの最初の戸惑いはいつ見ても楽しい．まずは，自ら所属する部署からやや離れたことによる疎外感，そして医療情報部門で交わされるカタカナ言葉・行動特性に対する違和感，時には嫌悪感などを経験する．それが，1つプロジェクトを経験すると，いつしか病院全体を視野に入れ，自ら所属していた組織に対して冷静な視座をもつことができるようになる．そして，病院（全体）最適と部分最適，情報システム構築と運用，道具としてのITを軽視することなくまた理想化することもなく適度な関係・距離感を醸成できる．しかし，いつしか部門利益代表者の立場と病院全体の最適化のトレードオフに悩むことになる．

　さて，それではプロジェクトに参加するメンバーが，自らの組織を飛び出して品質・コスト・納期のQCDを意識した効果的な意思決定に参加できるかといえば，それは明らかに否と答えざるを得ないであろう．なぜならば，自らの専門領域の目的を達成するうえでは飽くなき専門領域の作業品質レベルの向上と，専門領域以外の作業の軽減化を志向するからである．であればこそなおのこと，医療プロジェクトを成功させるうえで，コミュニケーションが大切なことは論をまたない．医療においては，各職能組織を縦串とし，プロジェクトも含めた委員会組織を横串とした弱いマトリックス組織で構成されている．極論すると，院長も1つの職能組織の構成員であり，くわえて資本の論理が効きにくい非営利組織にあっては一層のこと職能組織間の相互理解が欠かせない．これは病院内が異文化コミュニケーションの場といってもあながち誇張しているとは思わない．異文化コミュニケーションの基本は，相互理解，それも最初の一歩は相手への理解である．そして，これが最も難しい．口が1つなのに，耳と目が2つなのは，神のおぼしめしとか．

Column8：医療現場でのコミュニケーションの定義と責任範囲

　コミュニケーションとは，「仲間とよく話をする」，「人の話をよく聞く」，さらには「飲みニケーション」等々と一般ではイメージされる．

　しかし，プロジェクトマネジメントに求められるコミュニケーションは，「必要な時に，必要な人・組織に，必要な情報を，最善の方法で，必要とする頻度とタイミングで伝達する」ことである．

　情報システム導入・更新時には，複数のワーキング・グループ（以下「WG」という）を作り並行して検討を進める．そしてそれぞれのWGの長には一般的に医師がなることが多い．しかし医師は一般的に多忙であるため，事前の打ち合わせに参加ができなかったり，主たるメンバーに任せきりになったりする場合がある．当然WGメンバーのモチベーションは下がる．また，医師が普段参加していないことから，意思決定の最終段階でWGの長自らが反対派に回ったりすることもある．

　WGの最大の目標は，与えられた課題に対し効果的にディスカッションをして，納得ある合意に達することである．意思決定に欠かせないのは，意思決定をするための情報がそろっている必要がある．医師が議論に効果的に参加するうえで，この情報を用意できているかどうかが勝負といっても過言ではないだろう．なぜなら，WGの長が必要とする情報，WGに参加する医師が必要とする情報，実際に情報システムを使う医師が必要とする情報，結果を承認する病院長（医師）などが必要とする情報はまったく異なるからである．そのためにはWGの事務局機能が，先ほどのコミュニケーションに求められる機能，「必要な時に，必要な人・組織に，必要な情報を，最善の方法で，必要とする頻度とタイミングで伝達する」を的確に果たすことである．たとえばWGの長である医師には，ゴールを明確にし，それに伴う前提条件などを整理し，とられる手段の選択肢とそのメリット・デメリットなどの重要な情報を確実に伝えることが必要である．逆に言うと，決してすべての情報を伝えようとしないということである．

　プロジェクトを進める中では，WGだけでなく多職種が参加して意思決定を図る場面は多々ある．*PMBOK® Guide*では，それらのことを対症療法で行うのではなく，対象となる人，方法などをあらかじめ検討し，定期的にチェックすることを勧めている．要はプロジェクトが求めるコミュニケーションの定義を関係者が理解し，医療の特性（組織体の環境要因）を認識・識別し，PDCAサイクルを回すことが肝要である．

3.8 リスクマネジメント

　リスクという言葉はプロジェクトに限らず，一般的に利用されるようになってきた．一般にリスクのイメージは「危険」という意味で捉えられる場合が多いが，プロジェクトにおけるリスクの意味は，「計画通りに行かない可能性」として考える．

　プロジェクトの計画段階では，スコープ，スケジュール，コスト，品質など多くの知識エリアで計画が立案される．そしてそれぞれの計画が実行される際に，要員確保や設備などのさまざまな要因によって，当初計画をしていた通りに進まない事態が起こりうる．また反対に，想定以上のスキルを備えた技術者の確保，思いのほか安価な設備の調達などにより計画以上に進むこともある．このように，計画通りに進まない可能性をマイナスのリスク，計画以上に推移する可能性をプラスのリスクとして，どちらもリスクとして捉えることがポイントとなる．

　それでは，リスクをマネジメントするための手順について解説する．医療従事者はリスクマネジメントと聞けば，患者安全を脅かすヒヤリ・ハットを思い浮かべるが，ここでいうリスクはプロジェクトのリスクマネジメントであり，これらは一般に，図3-10の手順で進められる．

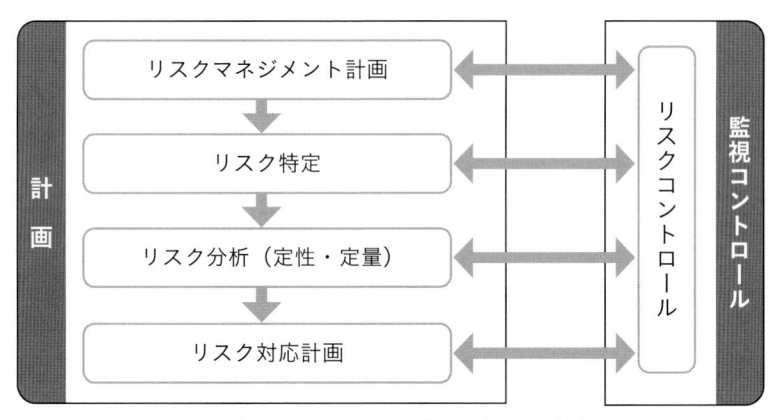

図3-10　リスクマネジメントの全体像

　リスクマネジメントは計画プロセスとコントロールプロセスで実施される．その中でも，計画の部分がほとんどのプロセスを占めており，リスクマネジメントにおいては計画を重視していることがわかる．なぜならばリスク計画は，将来発生するかもしれない項目を洗い出すリスク識別を実施し，次にリスクの大きさや影響を分析し，分析ができたのちに，適切な対応計画を立案するなど，多くのプロセスを含んでいるからである．また，計画段階でリスクの識別が十分検討されなかった場合には，実行段階においてリスクが顕在化してもすぐにはリスクを認識できない場合がある．そのためリスクがコストや納期などに影響が現れて初めてリスクが顕在化したことを認識することもある．しかし顕在化したリスクの特定と対応策の検討に時間を要するため，あらかじめリスク計画で事前に作業を完了しておくことが望ましい．

それでは，次にそれぞれの各プロセスについて解説する．

3.8.1 リスクマネジメント計画

プロジェクトのリスクマネジメントをどのようなレベルで実行するか，どのようなレベルまで可視化するか，どのような方法で実施するかの計画を定義する作業がリスクマネジメント計画である．リスクは各プロセスで実際に発生することが想定されるから，プロジェクトの構想段階で早期に検討を開始し計画に落とし込む必要がある．

(1) リスクマネジメント計画の入力情報／ツールと技法／成果物

<u>入力情報</u>

リスクが発生する可能性のある，スコープ，コスト，スケジュールなどの計画書や関係書類を参照する．

- プロジェクトの期間，成功条件，制約条件などの記載があるプロジェクト憲章
- プロジェクトの推進に関係するステークホルダー登録簿
- コストやスケジュールなどの各プロジェクトマネジメント計画書
- 病院を取り巻く外部環境，病院内の組織構造や組織文化などの内部環境

<u>ツールと技法</u>

- リスクマネジメントを計画するための分析と計画書策定のミーティング
- リスクマネジメント計画などに関する専門家の意見や判断

<u>成果物</u>

- 実施するための方法論やリスク区分，発生確率影響度の定義などを記述したリスクマネジメント計画書

(2) 病院ITプロジェクトのリスク区分

ITプロジェクトのリスクを検討する際には，一般的な企業におけるITプロジェクトのリスク区分とも共通事項が多いため参考とするとよい．しかし，病院のITプロジェクトには病院組織そのものに特徴があることや，プロジェクト体制の組み方や承認手続きに特徴があることも多い．そのため，病院の特徴を踏まえたリスク区分が望ましい．リスク区分の例を**図3-11**に示す．以下の図では，病院の特徴から想定されるプロジェクトへの影響が大きい区分を記載した．このようなリスク区分をもとにプロジェクトごとの実情を踏まえた変更を施し，それぞれの病院の特徴に合わせたリスクブレークダウンストラクチャー（RBS）を作成することが望ましい．

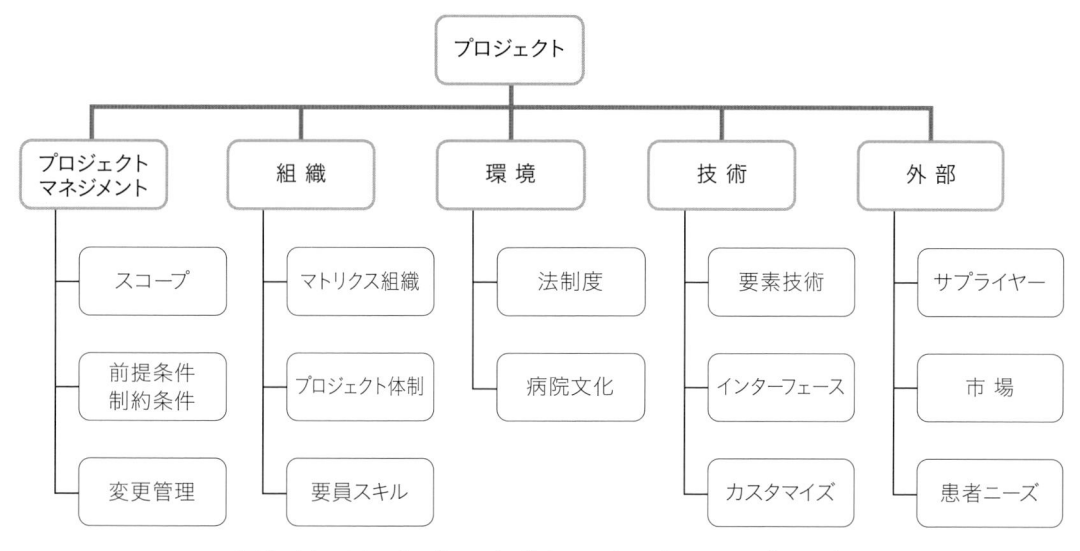

図3-11 リスクブレークダウンストラクチャー（RBS）

3.8.2 リスク特定

　リスクマネジメント計画書の策定によりリスクに対するマネジメント方針が定まった後は，リスク項目を検討してどのようなリスクがプロジェクトに影響を与えるかを判断する作業に入る．そのためには，プロジェクトマネジャー，顧客，プロジェクトメンバー，リスクの専門家などプロジェクトリスクの影響を判断できる多くのメンバーがリスク特定に参画することが望ましい．

(1) リスク特定の入力情報／ツールと技法／成果物

　入力情報

　　　リスク特定を行うために，プロジェクトに影響のある以下の各種情報を入力情報とする．
- リスクマネジメント計画書，スコープマネジメント計画書，コストマネジメント計画書，スケジュールマネジメント計画書，品質マネジメント計画書
- プロジェクトの所要期間やコスト見積もり，プロジェクトの受け入れ条件や前提条件
- プロジェクトの推進に関係するステークホルダー登録簿
- 病院を取り巻く外部環境，病院内の組織構造や組織文化などの内部環境

　ツールと技法
- プロジェクト文書の系統だったレビュー
- 情報収集技法：インタビュー，ブレーンストーミング，デルファイ法
- 収集したリスクを分析するためのチェックリスト分析，設定した前提条件の妥当性分析，リスクの相関や因果関係を分析するための特性要因図，インフルエンスダイヤグラムなどの技法を活用する．
- SWOT分析

- 専門家の意見

<u>成果物</u>
- 特定したリスクをリスト化したリスク登録簿

(2) 病院ITプロジェクトのリスク特定

　組織，プロジェクト，技術など一般的に発生が予見されるリスクも多いが，病院組織の特徴に起因する固有のリスクもある．リスク特定では固有のリスクをいかに多く抽出できるかが鍵となるため，対象となる病院の内部事情をも含めた組織や規則に詳しい関係者も交えたリスク特定が望ましい．

3.8.3　リスク分析

　リスクの特定が完了した段階では，リスクを洗い出せてはいるものの，どのリスクへの対処から手をつけるべきか判断できない状況にある．そこでリスク対策を効率的に実施するために，リスクの優先順位をつける．この作業がリスク分析である．リスク分析にはリスク全体を分析する定性的分析と，より詳細にプロジェクトへの影響の程度を分析する定量的分析がある．

(1) 定性的リスク分析の入力情報／ツールと技法／成果物

<u>入力情報</u>
　　リスク特定プロセスで作成されたリスク登録簿が中心的な入力情報となる．
- リスクと判断された項目がリスト化されているリスク登録簿
- リスクのマネジメント方針や対処方法が記載されたリスクマネジメント計画書
- これまでに類似の経験のあるプロジェクトか，あるいは新規性の高いプロジェクトかの観点からリスクを判別するために用いるスコープ記述書
- 環境因子，組織の保有するプロセス資産

<u>ツールと技法</u>
- リスクの発生確率と影響度をマトリクス化した，発生確率・影響度マトリクス
- リスクデータを品質評価するための品質査定
- リスク分類：リスクの影響範囲を特定するためにRBSやWBSを活用する．リスクを分類し優先順位を査定するリスク緊急度査定
- 専門家の意見

<u>成果物</u>
- リスクを定性的に評価しリスト化したリスク登録簿

(2) リスク評価

　リスクに対してはリスク対応策を立案することが必要となるが，影響度の大きなリスクと軽微な

リスク，発生頻度の高いリスクと低いリスクを同列に扱うのは好ましくない．そのために以下に示すマトリクスを用いてリスクを評価する（**表3-1**）．

表3-1　リスクの発生確率と影響度のマトリクス

発生確率	脅威			好機			発生確率
0.9	0.09	0.36	**0.72**	**0.72**	0.36	0.09	0.9
0.5	0.05	0.20	0.40	0.40	0.20	0.05	0.5
0.1	0.01	0.04	0.08	0.08	0.04	0.01	0.1
影響度	0.1	0.4	0.8	0.8	0.4	0.1	影響度

　例えばあるリスクの発生確率が0.5であったとする．またリスクが発生した場合の影響度が0.4であったとすると，マトリクスから脅威の大きさは0.2となる．それぞれのリスクを評価し，脅威の数値の高い項目順に分類すればリスクの優先順位が決定できる．同様に好機に対しても数値化し優先順位づけを行う．このマトリクスの中で濃い網掛けをした0.72に該当する数値は脅威においても好機においても高リスクとして扱う．薄い網掛けをした0.36または0.40に該当する数値は中リスク，網掛けがない数値は小リスクとして扱うことでリスクを分類できる．

(3) 定量的リスク分析の入力情報／ツールと技法／成果物

　入力情報
- リスクのマネジメント方針や方法が記載されたリスクマネジメント計画書
- コスト計画を定量的に分析するためのコストマネジメント計画書
- 定性分析で得られた追加情報が反映されているリスク登録簿
- 専門家の調査結果や業界団体などを情報源とした組織体の環境要因
- 類似した完了プロジェクトの情報など病院内のリスクに関わるプロセス資産

　ツールと技法
- データ収集と表現技法；インタビューによる情報収集，確率分布などの不確実性の表現技法
- 定量的リスク分析とモデル化の技法；感度分析や期待緊縛価値分析など
- 専門家の判断；リスクの潜在的な影響を判断し解釈に関わる

　成果物
- 定量的リスク分析の結果をリスク登録簿に反映したプロジェクト文書の更新版

(4) 定量的リスク分析の必要性判断

　影響度の大きなリスクや緊急度の高いリスクがなければ，定性的リスク分析のみを行い次項のリスク対応計画の立案に入る．しかし影響度の大きなリスクが特定された場合は，そのリスクがプロジェクト全体にどのような影響を与えるか数量的に等級付けを行い，事象全体を総合的に分析する

場合がある．つまり，定量的なリスク分析は不確実な状況下で意思決定するためのアプローチであり，効果的なリスク対応の観点からは必ずしも行うものではない．時間と予算を考慮し，定性的・定量的リスク分析の結果の必要性を考慮して個々のプロジェクトごとに判断すればよい．

3.8.4 リスク対応計画

リスク分析が完了するとリスクマネジメントの計画も最終段階に入る．今までの作業でリスクが特定でき，リスクの発生確率や影響度の大きさが判別できている．リスクは現時点では顕在化していない状態であるが，リスクが発生してから対応策を検討・実施したのでは時間を要し対策も満足にできない．そのため計画段階でリスク対応計画を立てておくことが重要となる．

(1) リスク対応計画の入力情報／ツールと技法／成果物

入力情報

更新されたリスク登録簿とリスクマネジメント計画書が入力情報となる．
- リスクが洗い出され評価され優先順位付けされたリスク登録簿
- リスク対応を検討する方針や責任などが記載されたリスクマネジメント計画書

ツールと技法
- 脅威に対する対応策（回避，転化，軽減，受容）
- 好機に対する対応策（活用，共有，強化，受容）
- リスクについての知識や経験を有する専門家の意見

成果物
- リスクに対し適切な対応策を考慮して更新された各種マネジメント計画書からなるプロジェクトマネジメント計画書の更新版
- リスク対応計画により影響を受けるリスク登録簿や各種契約事項を含むプロジェクト文書類の更新版

(2) リスクの対応策

脅威（マイナスのリスク）に対して4種類の対応策がある．対応策検討は上位から対応策を検討し，上位の対応策が困難な場合は下位の対応策を検討していく作業となる．それぞれの対応内容は以下のとおりである．

- 回避　脅威を完全に取り除く方法である．例えば医療情報システムのカスタマイズを実施しない場合には，要求事項でステークホルダーの合意を明確化，文書化するなどの方法がある．
- 転化　脅威を責任とともに第3者に移転する方法である．例としては保険や保証がある．病院内に専門の技術者が不足する場合は，外部に委託でリスクを転化する方法もある．

- 軽減　リスクが発生した場合の影響度や発生確率を軽減させ，許容可能な範囲までリスクを減少させる方法である．例としては，医療情報システムで事例が少ないシステムを導入する場合は，実績の多いベンダーの採用やカスタマイズのテスト項目の増加などでリスクを許容値まで軽減する方法がある．
- 受容　リスク対応計画が立案できない場合や，すべてのリスクに対応策を検討することは困難な場合には，リスクを認識したうえで許容する．

同様に，好機（プラスのリスク）の場合にも活用，共有，強化，受容といった対応策の検討を行う．

3.8.5 リスクコントロール

コントロールプロセスはプロジェクトの立ち上げから終結に至る全プロセスに対して繰り返し実施される．これはリスクのコントロールにおいてもまったく同様である．リスクはプロジェクトが進むにつれ顕在化するものもあれば，発生しないリスクもある．また前提条件の変更や新たな課題発生により新たなリスクが発生する場合も多い．

(1) リスク対応計画の入力情報／ツールと技法／成果物

入力情報

コントロールをするために必要な各種情報が入力情報となる．
- リスクを特定して評価したうえでの対応計画が記載されたリスク登録簿
- リスクのコントロール方針などが記載されたプロジェクトマネジメント計画書
- リスクの顕在化を確認するための実績報告やパフォーマンス情報

ツールと技法
- リスクを監査し，リスクを再査定する
- 計画と実績を比較し差異分析，傾向分析，技術的な達成度比較を実施する
- リスクの発生に対応するために予備費を利用する．予備費の執行状況や将来予測による予備費用の設定分析を行う
- 上記の項目に対しミーティングを通じて内容や状況を確認する

成果物
- 監査や再査定などにより更新されたリスク登録簿
- 更新されたプロジェクトマネジメント計画書や各種資料
- 対応策の実施や計画の変更により発生した変更要求

(2) 病院ITプロジェクトのリスクコントロール

病院ITプロジェクトのリスク監視は，正確な実績情報やパフォーマンス情報が適切な頻度で確実に入手できる仕組みを整えることから始まる．次に計画と実績を分析してリスクの顕在化を早期

に発見する．またリスクは前兆が現れる場合もあるので，予兆を捉えるように意識して監視をすることが重要である．

リスクが顕在化した際は，計画したリスク対応策を実施するとともに，納期やコストに影響がある場合は変更要求を行い，速やかにプロジェクトをリカバリーする．

企業の取り巻く環境はグローバル化や顧客の価値観の多様化などにより，近年大きく変化をし続けているため，これまでよりリスクを含んだITプロジェクトに遭遇する場合が多い．そのため企業のITプロジェクトを成功に導くためには，リスクマネジメントがより重要となってきている．

医療においても，広域なデータ連携や患者向けのサービスの多様化などが想定されることから，同様のリスクが生じる可能性がある．したがって医療ITプロジェクトの成功に向けては，対象プロジェクトの特徴をよく把握し，プロジェクト全体を通じてリスクマネジメントを実施していくことが重要である．

参考文献

- Project Management Institute（2008）「プロジェクトマネジメント知識体系ガイド PMBOK® Guide 第4版」
- Project Management Institute（2013）A guide to the management body of knowledge (PMBOK® Guide) – 5th edition
- 後田廣（2007）「リスクベースで進める実践的ITプロジェクトマネジメント」日刊工業新聞社
- Kathy Schwalbe（2004）「IT業界のためのプロジェクトマネジメント教科書」アスキー
- 清水基夫（2010）「実践プロジェクト＆プログラムマネジメント」日本能率協会マネジメントセンター

Column9：医療分野のリスクマネジメントの特性

　医療分野の情報システムの特徴は，多くのサブシステムで構成されている，データの形式が多様（データの粒度・タイミング，構造化・非構造化データ，テキスト・波形・画像），個人情報を含むセンシティブな情報を扱う，ワークフローが部署ごとに異なる，などが挙げられる．そして，これらを支える医療組織の特徴は，非営利組織，弱いマトリックス組織，医師を頂点としたヒエラルキー組織，インフォーマルなネットワーク組織，などが挙げられる．また，ステークホルダーは多岐にわたっている．さらに，病院では院内に情報システム部門を持たない場合やアウトソーシングをしているケースが多い．これらの特徴が医療分野特有のリスクに繋がる．

　従来の医療サービスのリスク管理は，各医局を頂点に部門ごとでリスクマネジメントも委ねてきた．その結果，部門で情報が閉じてしまい，部門により品質に差が生じた．そのような中で1998年に米国医療の質委員会が設立され，米国で医療過誤による死亡者の推計数は交通事故死より多いことや，死亡率においては乳がんによる死亡率が交通事故による死亡率より多いという発表を行い，米国の市民が医療安全に関心をもつきっかけとなった．現在では，製造業には一般的に設置されている品質管理部門としての安全管理部門，そして感染制御部門など横串を刺す常設部門が整備されつつある．筆者の勤務する病院では個人情報に関する専任部署の新設と，内部監査部門並び会計監査にて監査を始めたところである．

　医療サービスにおいては情報が医療と直結しており，情報の取り扱いにより重大な結果を招く恐れがある．また，高い専門性と特有の組織風土を有していることから，コミュニケーション・ミスも発生する恐れがある．さらに他方では，センシティブな情報を取り扱うことから一層の慎重な取り扱いが求められる．

　リスクを特定するうえでは，情報の専門家と医療の専門家が協働して当たらなければならない．しかし医療の専門家に情報システム導入に対するインセンティブが弱いため協力を得られやすい環境を作ることが最大のリスク対策となり得るかもしれない．筆者の組織では，情報部門に医師１名（兼務），看護師（２名）と社会福祉士が常駐している．情報部門への配属が人事政策上あるいは要員的に難しいのであれば，委員会組織でなくタスクフォースなどある程度拘束力のあるチームを編成することが求められる．コミュニケーション量がリスクに一番効く薬と考える．

参考文献

- L. T. Kohn, J. M. Corrigan, M. S. Donaldson, Editors（2000）. To Err Is Human：Building a Safer Health System, Committee on Quality of Health Care in America Institute of Medicine National Academy Press, Washington, D.C.

3.9 プロジェクト調達マネジメント

病院内に医療情報システムを導入する場合，プロジェクトで必要となる製品やサービス，所産（結果）は外部から調達するのが一般的であろう．プロジェクトマネジャーは，何をいつのようにに購入または取得するかを決め，決められた計画に基づき調達先を選定し契約する．契約したあとは，契約の確実な実行を監視し必要なら是正を行い，契約どおりの所産が得られたことを確認して契約を終える．これらの一連のプロセスがプロジェクト調達マネジメントである（**図3-12**）．

組織は購入者あるいは納入者のいずれにもなりえるが，以降，病院組織を想定して調達を購入者の視点から捉えた説明とする．

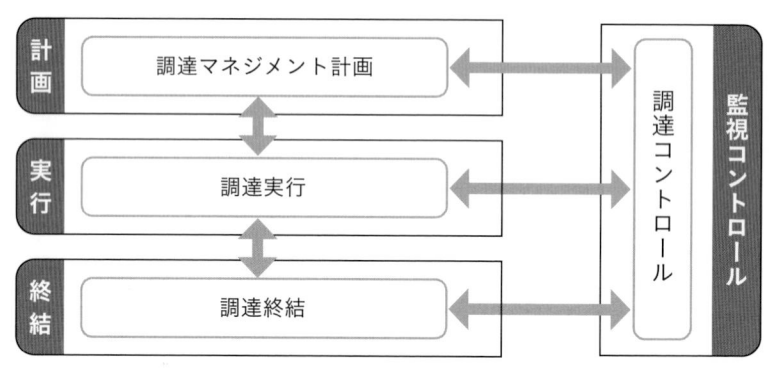

図3-12 プロジェクト調達マネジメントの全体像

3.9.1 調達マネジメント計画

調達マネジメント計画は，プロジェクトの遂行に必要な製品やサービス，所産について，調達方針の決定および発注先候補を特定するプロセスであり，それらに必要な調達文書の作成と発注先選定基準の策定など調達への取り組み方を全般的に明確化し，調達マネジメント計画書として文書化する．なお，調達方針が内製の場合は調達実行より以降のプロセスを実行することはない．

(1) 調達マネジメント計画の入力情報／ツールと技法／成果物

入力情報
- WBSとその成果物を参照するスコープ記述書を含むプロジェクトマネジメント計画書
- 契約や法的な事項に影響する要求事項文書
- リスク分析の結果やリスク対応策が記載されているリスク登録簿
- 要員や必要機材，作業場所などの記されたアクティビティ資源に対する要求事項
- 要求される工程や納期などの情報を含んだプロジェクトスケジュール
- ベンダーからの提案や入札の妥当性評価に用いるアクティビティコスト見積り
- ステークホルダーとその関心事が記載されているステークホルダー登録簿

- 入手可能な製品やサービス，調達先の評判，契約条件など組織体の環境要因
- 調達方針や手順，契約タイプの選び方，過去の調達実績など組織のプロセス資産

ツールと技法
- プロジェクト組織内で製作するか外部から調達するかの最終判断である内外製分析
- ベンダーからの提案に対する評価基準や契約に関する法務スタッフの助言など専門家の判断
- 特定ベンダーの能力などを査定するためのマーケットリサーチ
- 調達戦略を練り上げるためのミーティング

成果物
- 必要な物やサービスの調達方針を記述した調達マネジメント計画書
- 外部から調達する作業の範囲や要求事項を記述した調達作業範囲記述書（SOW）
- 納入候補者になったベンダーから提案事項を入手するために準備する調達文書
- ニーズの理解，コスト，技術力，リスク，マネジメント力などの発注先選定基準
- プロジェクト組織内で製作するか外部から調達するかの最終判断である内外製決定
- プロジェクトマネジメント計画書への変更要求
- 変更要求を反映したプロジェクト文書の更新版

(2) スクラッチ開発とパッケージ利用の特徴と選択

　病院がシステムベンダーと組んで独自システムを構築するスクラッチ開発では，ベンダー独自のノウハウや先進性を取り込める反面，高い導入リスクや継続的な開発に要する割高なコスト負担について，あらかじめ十分に認識しておく必要がある．パッケージソフトの利用では，比較的短い導入期間と低い導入コスト，販売実績に応じて安定した品質，標準規格対応による施設間連携などの優れた汎用性が期待できる一方で，他施設との差別化に乏しく独自性を発揮するためのカスタマイズに費用と時間を要することがある．

　医療情報システムはあくまで医療の道具であり，施設の独自性を競うよりも施設間の相互連携や迅速な導入による医療サービスの質的向上がより優先されるべきである．最終的には組織の目的に基づいた意思決定が望まれるものの，この意味からパッケージ利用によるシステム導入がより現実的な選択であろう．

(3) 随意契約と一般競争入札

　民間病院では任意の納入者との間に随意契約を締結することもあるが，公的病院では一般競争入札の手続きが必要となる．特に国立大学附属病院，国立病院機構の病院，都道府県立病院，政令指定都市の市立病院では，一般競争入札による調達手続きおよび総合評価方式による落札が「世界貿易機関（WTO: World Trade Organization）政府調達協定」により定められている．

(4) 要求事項の文書化と調達文書

　調達した病院情報システムが狙いどおりの効果を発揮し導入目的を達成するためには，調達組織が何を実現したいのかという要求事項を明確にすることが重要である．要求事項は調達作業範囲記述書（SOW: Statement of Work）として文書化する．調達作業範囲記述書にはシステム要件と業務要件を具体的かつ明快に記載する．調達文書は納入者候補から提案を入手するために，調達作業範囲記述書に基づき準備する文書である．情報提供依頼書（RFI: Request for Information），入札招請書（IFB: Invitation for Bid），提案依頼書（RFP: Request for Proposal），見積り依頼書（RFQ: Request for Quotation）などがある．調達文書の記載粒度は調達の金額規模やリスクに応じて決める．

(5) 医療情報システムの発注先選定基準

　調達目的別に評価基準を明示した厚生労働省医政局政策医療課による「病院におけるIT導入に関する評価系」が発行されている．
（http://www.mhlw.go.jp/shingi/2009/03/s0301-5.html）
　前述の総合評価落札方式の場合は総合評価基準が必要となる．総合評価基準では必須項目と必須項目外に区別された要求要件に基づき，提案内容を点数化するための評価項目，得点配分など評価に必要な事項を明示する．調達関連省庁申し合わせによる「医療技術製品およびサービスの調達に係る総合評価落札方式の標準ガイド」を参照されたい．
（http://www.kantei.go.jp/jp/kanbou/15tyoutatu/huzokusiryou/h2-08.html）

3.9.2 調達実行

　調達実行では納入候補者に調達文書を発行し，回答のあった応札書やプロポーザルを発注先選定基準に照らして評価することで適合する納入者を選定する．さらに調達方針で定められた契約形態をもって納入者と締結する．

(1) 調達実行の入力情報／ツールと技法／成果物

　入力情報
- 調達文書の作成から調達終結までのマネジメント方法を参照するための調達マネジメント計画書
- 契約およびその他の合意事項に関する監査証跡となる調達文書
- 供給者の能力要件，対応力，納期，コスト，技術的な実績などの発注先選定基準
- 調達文書への回答として作成された納入者からの提案（プロポーザル）
- リスク登録簿やリスク関連の契約決定事項などのプロジェクト文書
- 内外製決定
- 調達作業範囲記述書

- 納入者候補や的確認定された納入者リストなどの組織のプロセス資産

ツールと技法
- 納入者候補が調達について正確かつ公平に共通の理解を得るための入札説明会
- 購入者の調達手続きによる公式な評価プロセスを定めたプロポーザル評価技法
- 納入者の見積りが妥当かの比較評価に用いる購入者や専門家による独自見積り
- 納入者のプロポーザルを評価する際に用いる専門家の判断
- 既存の納入者候補一覧を補充するために選定した一般刊行物による入札公告
- 予算の範囲で要求どおりに供給者が応え得るために調達組織が行う解析技法
- 契約書の構成や要求事項など契約締結に先立ち双方で合意するための調達交渉

成果物
- プロポーザルの出来栄えや入札評価で競争力ありと判断された選定納入者たち
- 製品，サービス，所産の供給義務を納入者に，支払い義務を購入者に負わせる契約
- 契約された資源の量，調達された要員ごとの稼働日や非稼働日を文書化した資源カレンダー
- プロジェクトマネジメント計画書に対する変更要求
- 変更要求を反映したプロジェクトマネジメント計画書の更新版
- 要求事項文書，要求事項トレーサビリティ文書，リスク登録簿，ステークホルダー登録簿などのプロジェクト文書の更新版

(2) 調達契約に向けた留意事項

調達契約は調達品目ごと納入者ごとに締結する．契約の内容は対象によって異なるが，以下の留意事項は共通する．
- 契約者が負うべき義務に対する費用と利益のバランス評価
- 契約相手方の信用度調査と分析
- 契約締結のリスク予測と予防およびリスク回避への努力
- 契約に影響する法的規制や制度，商習慣の確認
- 国公立病院の場合は特に「WTO政府調達協定」適用の要不要

契約に法律知識は不可欠である．不要なトラブルを避けるリスク管理の観点からも，必要ならば病院内または外部の専門家へ積極的に助言を求めるべきであろう．

3.9.3 調達コントロール

調達コントロールでは，調達先との関係性をマネジメントし，契約内容が購入者と納入者によって適切に実行されているかを監視し，必要な変更と是正を執り行う．

(1) 調達コントロールの入力情報／ツールと技法／成果物

入力情報
- プロジェクトマネジメント計画書
- 調達契約書や作業範囲記述書を含む調達文書
- 当事者が理解し相互に果たすべき義務が記された契約書
- 契約条件の改定を含む承認済み変更要求
- 条項で規定された技術文書や成果物の進捗などの作業パフォーマンス報告
- 品質標準満足度，コスト費消，請求書支払い状況などの作業パフォーマンスデータ

ツールと技法
- 調達を変更する際のプロセスを規定した契約変更管理システム
- 納入者の進捗を契約に照らして体系的に評価する調達パフォーマンスレビュー
- 納入者作業プロセスの規定順守や成果物を検証する検査および監査
- 納入者の契約目標達成への効果的な取り組み状況を経営層に提供する実績報告
- 購入者による買掛金の支払い処理プロセスを規定した支払いシステム
- 契約ライフサイクルを通じて行われるクレーム管理
- 契約書類や調達文書の管理に用いる記録マネジメントシステム

成果物
- 既存または潜在する問題を特定するための元となる作業パフォーマンス情報
- プロジェクトマネジメント計画への変更要求
- 調達マネジメント計画書，スケジュールベースライン，コストベースラインなどプロジェクトマネジメント計画書の更新版
- 未承認の契約変更要求事項や承認済み変更要求事項などのプロジェクト文書の更新版
- 契約関連のコミュニケーション記録，支払い予定と支払い要求，納入者パフォーマンス評価文書など組織のプロセス資産の更新版

(2) 調達コントロールにおける外注管理

　納入者のパフォーマンスが契約上の要求事項を満たしているかを監視して必要な是正処置を講じる．この活動は，進捗管理，品質管理，変更管理，リスク管理による外注管理に他ならない．それゆえ調達コントロールは，プロジェクト作業の指揮マネジメント，品質管理，統合変更管理，リスク監視コントロールの各プロセスと相互に連携している．

3.9.4　調達終結

　調達終結では，調達に関わるすべての作業と成果物が受け入れ可能なことを検証して，個々の調達を完結する．また，将来の調達で経験が生かされるように文書化された組織のプロセス資産を更新する．

（1）調達終結の入力情報／ツールと技法／成果物

入力情報
- 調達終結の方針を記述した調達マネジメント計画書を含むプロジェクトマネジメント計画書
- すべての調達管理文書を収集し保管用に索引を付けた調達文書

ツールと技法
- 調達マネジメント計画から調達コントロールまでをレビューする調達監査
- 公正な和解を優先して裁判所への提訴は最終手段と考える調達交渉
- 記録マネジメントシステム

成果物
- 権限をもつ調達管理者から納入者へ契約完了を文書で通知された完了済み調達
- 調達ファイル，成果物受け入れ，教訓の文書化など組織のプロセス資産の更新版

（2）注意深い検収のすすめ

　検収とは，納入者の作業と成果物が契約上の作業範囲や要求事項を満たしているかどうかを購入者が判定する作業をいう．検収が済めば購入者は納入者に費用を支払う．契約は終了となり保守に移行する．検収後の瑕疵（かし）による問題は，契約で定めた保証期間内なら納入者により無償で是正されるが，瑕疵期間を過ぎれば別途費用が必要となる．つまり，検収は納入者から購入者へ責任が移る分岐点である．したがって，注意深く検収を行うことが重要であり，要求要件を完全に満たしていると納得できない限り検収を認めてはならない．

参 考 文 献

- Project Management Institute（2008）「プロジェクトマネジメント知識体系ガイド*PMBOK® Guide* 第4版」
- Project Management Institute（2013）*A Guide to the Project Management Body of Knowledge (PMBOK® Guide) – Fifth Edition*
- 西口孝（2008）「IT導入のスケジュールと準備作業」『迷わない，困らない，失敗しない 幸福の医療IT導入術 ITvision No.18』
- 一般社団法人日本医療情報学会医療情報技師育成部会（2012）「新版医療情報 医療情報システム編」篠原出版新社
- 山形県（2005）「医療情報システムの導入に関する指針」
  < http://www.pref.yamagata.jp/ou/kenkofukushi/090013/iryojohoshishin.pdf>

3.10 プロジェクトステークホルダーマネジメント

　プロジェクトの遂行や成果に対して相互に影響し合う利害関係者をステークホルダーという．ステークホルダーは個人であったり集団や組織であったりする．好影響を与える場合もあれば，悪影響を及ぼす場合もある．プロジェクトマネジャーはステークホルダーを特定し，良好な関係性の構築を計画し，マネジメントし，コントロールする．これらの一連のプロセスがプロジェクトステークホルダーマネジメントである（**図3-13**）．

　病院は多種多様な医療専門職集団から構成されるため，規模の割には組織が複雑になりやすい．一般に組織が複雑であればステークホルダーの関係も複雑になる．組織内の利害に由来するニーズや期待は多岐にわたり相反することもある．それぞれに強い自律性をもつ病院組織内にある各部門は，独特のセクショナリズムを生み出す場合がある．日常的にはチームで活動するが，ひとたび対立が生じると意見調整も困難な事態にもなりうる．部門間の利害が対立すれば，ステークホルダー間のニーズや期待も対立する．影響力の大きいステークホルダーへの対応を誤れば，深刻な抵抗者を生むリスクとなる．

　プロジェクトマネジャーはステークホルダーの利害を全体最適の視点で調整し，ニーズを満たし期待に応え，相互に良好な関係を築き維持しなければならない．無関心なステークホルダーに意欲的な参画意識を促し，プロジェクトの抵抗者を協力者に変えなければならない．これらは決して容易なことではない．病院内プロジェクトでは，とりわけ難度の高いステークホルダーマネジメントが求められるのである．

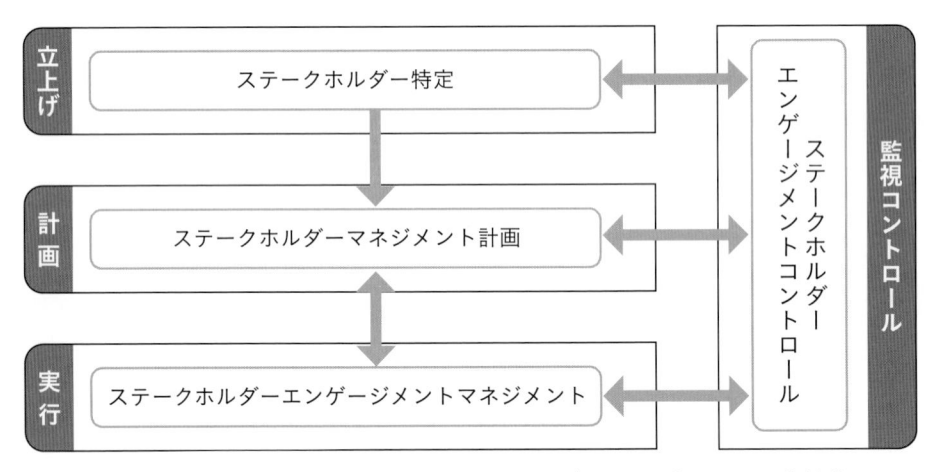

図3-13　プロジェクトステークホルダーマネジメントの全体像

3.10.1　ステークホルダー特定

　ステークホルダーとの良好な関係性の構築は，プロジェクトにとって重要成功要因となる．ステークホルダー特定プロセスでは，関係性に配慮すべき重要なステークホルダーを洗い出し，ステー

クホルダー登録簿として文書化する．

　ステークホルダーの影響力は概してプロジェクトの初期段階で最も強く，プロジェクトの進行とともに低下する．よって，プロジェクトの立ち上げ段階からステークホルダーを特定することが重要である．くわえてステークホルダーはプロジェクトの進行に応じて変化する．そこで新たなステークホルダーの登場や，既存のステークホルダーの変化を見落とさないように，特定したステークホルダーは必要に応じて見直しする．

(1) ステークホルダー特定の入力情報／ツールと技法／成果物

入力情報
- スポンサーやチームメンバーを確認するプロジェクト憲章
- 調達契約書に基づき関係者を確認する調達文書（調達マネジメント計画書）
- 組織の構造や風土，規約，慣習などの組織体の環境要因
- 過去プロジェクトのステークホルダー登録簿や教訓など組織のプロセス資産

ツールと技法
- 識別したステークホルダーをグループ化し定性的かつ定量的に分析する技法
- 網羅的なリストアップのための経営陣やコンサルタントなど専門家の判断
- 重要なステークホルダーを特定し理解するためのミーティング

成果物
- 識別情報，評価情報，分類情報などを含むステークホルダー登録簿

　ステークホルダーを新たに識別したら登録簿にその都度追加し，すでに登録済みの内容も適宜見直すようにする．

(2) 病院内プロジェクトのステークホルダー特定

　病院内プロジェクトで活動に費やせる時間は限られている．限られた時間のなかでステークホルダーに効率よく働きかけるには，対象となるステークホルダーの的確な特定が不可欠である．まずは，組織を手掛かりにステークホルダーを構造的に捉え，思わぬ伏兵を見逃さないように可能な限りすべて識別する．そのうえで，ステークホルダーの利害，関与レベル，相互依存関係，プロジェクト成功への潜在的影響を評価し，関わる時期を考慮し，重要なステークホルダーとして特定する．

　部門間の利害関係が複雑で，多様なステークホルダーが関わる病院内プロジェクトでは，ステークホルダーの選別と優先順序づけに苦慮することがある．このような場合は，影響度や関心度や関与度などの指標によりステークホルダーを評価分類するとよい．さまざまなステークホルダー分類モデルの例として，グリッドモデルを図3-14に，セイリエンスモデルを図3-15に示す．

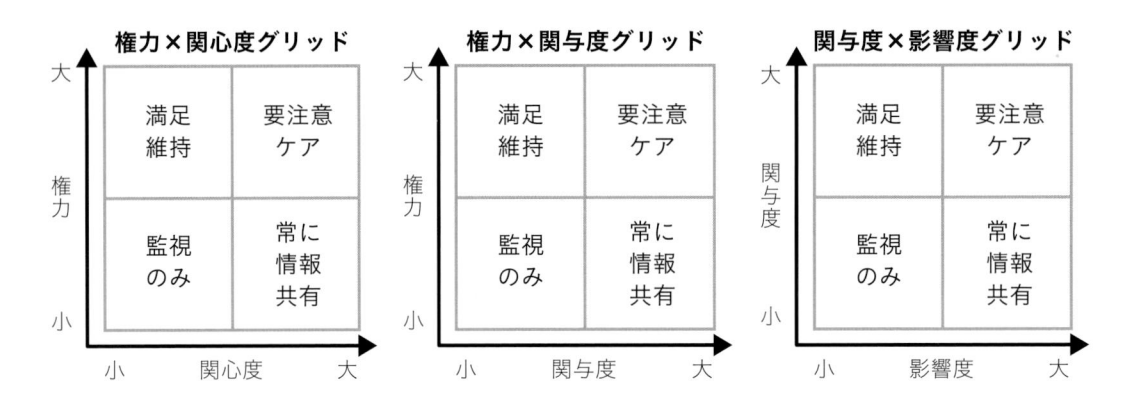

図3-14 さまざまなステークホルダー分類グリッドモデルの例

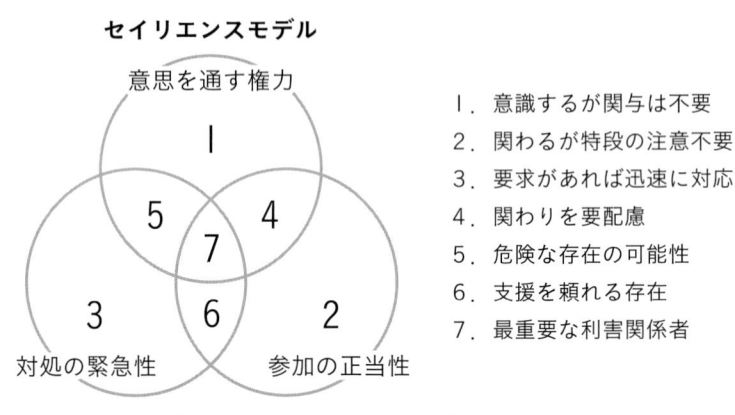

図3-15 ステークホルダー分類セイリエンスモデルの例

セイリエンスモデル凡例:
1. 意識するが関与は不要
2. 関わるが特段の注意不要
3. 要求があれば迅速に対応
4. 関わりを要配慮
5. 危険な存在の可能性
6. 支援を頼れる存在
7. 最重要な利害関係者

(3) ステークホルダーを理解するためのプロフィール情報整備

重要なステークホルダーと効果的に関わるには，対象となるステークホルダーの特徴を個々にしっかりと押さえたうえで，戦略や具体的な行動を練り上げる必要がある．そのため，ステークホルダー登録簿には以下のプロフィール情報を含めるようにする．この時，非公開にすべき個人的な特徴は必ず別管理とし，プロジェクトマネジャーなどのごく限られたメンバー以外にはアクセスを許さないように徹底する．

- 氏名，所属組織または集団，役職，役割
- 利害，関心，相互依存関係，権力，成功への潜在的影響などの分類指標
- 現行の関与レベル，目標とする関与レベルなどの評価指標（3.10.2 (2) 項を参照）
- 関与すべき時期（プロジェクトライフサイクルの視点で）
- 経歴，性格，趣味などの非公開にすべき個人的な特徴

例えば経歴欄には「出身大学」や「以前の勤務先病院」などの人脈情報も加える．性格欄には「社交的」「協調的」などの前向きな側面だけでなく，「プロジェクトに非協力的」や「外来診療部

長と反りが合わない」などの後ろ向きな一面も包み隠さず明記する．これらの個人的な特徴情報は，相手の胸中に飛び込み本音の部分を引き出すためのアイスブレイキングや，ステークホルダー相関図を念頭に置いた交渉術などに役立つ．

　最初からすべてのプロフィール情報を，ステークホルダー登録簿に記入する必要はない．プロジェクトのライフサイクルをとおして，関与する時期により変化し成長するステークホルダーとの関わりのなかで理解を深めながら整備すればよい．

3.10.2　ステークホルダーマネジメント計画

　ステークホルダーマネジメント計画では，プロジェクトのライフサイクルをとおして，ステークホルダーと効果的に関わるための戦略を策定する．戦略策定は，ステークホルダーのニーズや利害，プロジェクト成功への潜在的影響の分析に基づき行われ，ステークホルダーとの関わり方について明確で実行可能な実施計画を与える．

(1) ステークホルダーマネジメント計画の入力情報／ツールと技法／成果物

入力情報
- プロジェクトライフサイクル，目的達成に向けた活動方針，ステークホルダー間のコミュニケーション方針などを確認するためのプロジェクトマネジメント計画書
- 適切な関与方針を確認するためのステークホルダー登録簿
- ステークホルダー識別に関わる組織の環境要因
- 過去プロジェクトのステークホルダー登録簿や教訓など組織のプロセス資産

ツールと技法
- ライフサイクルの各段階に応じた関与レベルを決める専門家の判断
- 計画準備のため専門家を交えて開かれるプロジェクトチームのミーティング
- ステークホルダーとの関与レベルを評価し分類する分析技法

成果物
- ステークホルダーとの関与方針（ステークホルダーマネジメント計画書）
  プロジェクトマネジメント計画書に含まれる．
- ステークホルダー登録簿などプロジェクト文書の更新版

(2) ステークホルダーマネジメントの評価指標

　ステークホルダーマネジメントは，ステークホルダーの関与レベルを評価指標に用いる．ステークホルダーの関与レベルは，次の5段階に分類される．

- **無知**：プロジェクトとその潜在的影響に気づいていない
- **抵抗**：プロジェクトとその潜在的影響に気づいて変化に抵抗を示す
- **中立**：プロジェクトを認知するが，支援することも抵抗することもない

- **支持**：プロジェクトとその潜在的影響に気づいて変化を支援する
- **主導**：プロジェクトを認知し積極的に関わることで成功に導く

すべてのステークホルダーに対して現行の関与レベルを評価し，プロジェクトの成功に向けて目標とする関与レベルをステークホルダーごとに設定する．これら2つの関与レベルを比較し，その差異を解消するための戦略や具体的な活動計画を立案する．

3.10.3 ステークホルダーエンゲージメントマネジメント

ステークホルダーの期待やニーズを理解し，プロジェクト活動や意思決定プロセスへの協力的な関与を働きかける組織努力をステークホルダーエンゲージメントという．ステークホルダーエンゲージメントマネジメントでは，ステークホルダーマネジメント計画に基づき，ステークホルダーの期待やニーズに応え，ステークホルダーが引き起こす課題に対処し，コミュニケーションをとおしてステークホルダーと良好な関係を築き，協働することで，プロジェクト活動への協力的な関与を促す．

(1) ステークホルダーエンゲージメントマネジメントの入力情報／ツールと技法／成果物

入力情報
- 相互作用の程度を決定する情報（ステークホルダーマネジメント計画書）
- ステークホルダーの期待に対するマネジメント指針（コミュニケーションマネジメント計画書）
- ステークホルダーに通知すべき変更を確認するための変更履歴
- コミュニケーション要求，課題や変更の管理手順などの組織のプロセス資産

ツールと技法
- ステークホルダーのコミュニケーション要求に応えるコミュニケーション手法
- 信頼の構築，対立の解消，傾聴，変化に対する抵抗の克服などの対人関係スキル
- 目標達成に向けて集団をまとめ上げるマネジメントスキル

成果物
- 既存の課題の変更や新たな課題の発生などを反映した課題履歴一覧
- ステークホルダーとの関わりによるプロジェクトの是正処置などの変更要求
- ステークホルダーマネジメント計画などのプロジェクトマネジメント計画書の更新版
- ステークホルダー登録簿などのプロジェクト文書の更新版
- 過去プロジェクトのステークホルダー関与記録や教訓など組織のプロセス資産

(2) 病院内プロジェクトで協力者を増やす

病院組織の特徴として，組織全体を統合するための権限体系が不明瞭で弱いことが挙げられる．このような組織内のプロジェクトでは，陰の実力者や肩書があり声の大きなステークホルダーの横

やりを受けることがある．いわゆるモンスターの登場である．

　モンスターは深刻な抵抗者，もしくはその候補者でもある．しかし，モンスターを抵抗者から協力者に変えることで，例えば電子カルテ導入に向けた流れを作り出しプロジェクト活動を一気に加速させることもできる．強大なモンスターの影響力を推進力として転換し利用できるからだ．それゆえ，モンスターは排除するのではなく，協力者となるように粘り強く働きかけることが重要である．プロジェクトの協力者を増やすステークホルダーとの関わり方の実践例を以下に示す．

- プロジェクトの序盤に最も深刻な抵抗者から人間関係を築く努力を始める
- プロジェクトのゴール，目的，成果，リスクを全体最適の視点で共有する
- プロジェクトの成果を信じ，ステークホルダーの期待と誠実に向き合う
- ステークホルダーの反応を前もって予測し，将来顕在化する課題に先手を打つことで，ステークホルダーの支援を得るか悪影響を最小限にとどめる
- 潜在する懸念事項はリスクと関連付け，可能な限り迅速に特定して議論する

　無関心なステークホルダーに参画意識を促し，抵抗者を協力者に変えるのは決して易しいことではない．それゆえプロジェクトマネジャーは，自ら率先して日常的に粘り強くステークホルダーに働きかけなければならない．

3.10.4　ステークホルダーエンゲージメントコントロール

　ステークホルダーエンゲージメントコントロールのプロセスでは，ステークホルダーマネジメント計画に基づき，ステークホルダーとの関係性全般を監視する．プロジェクトの進行や環境変化によって対象のステークホルダーやその関与レベルに変化が生ずれば，それに応じてステークホルダーとの関わり方について戦略や実施計画を見直し調整する．このように，ステークホルダーと関与レベルの継続的なコントロールによって，ステークホルダーからの好影響を最大化するとともに悪影響を最小化する．

(1) ステークホルダーエンゲージメントコントロールの入力情報／ツールと技法／成果物

入力情報

- ステークホルダーマネジメント計画（プロジェクトマネジメント計画書）
- ステークホルダーに起因した既存の課題や新たな課題を記録した課題履歴一覧
- 活動の進捗率やコスト実績などの作業パフォーマンスデータ
- ステークホルダー登録簿や課題履歴一覧などのプロジェクト文書

ツールと技法

- さまざまなリポートを統合する情報マネジメントシステム
- ステークホルダーを追加識別または再評価するための専門家の判断
- エンゲージメントに関する情報交換と情報分析のためのレビューミーティング

成果物
- 実績データを計画データと比較して是正策に繋げた作業パフォーマンス情報
- ステークホルダーとの関与によって生じた変更要求
- ステークホルダーマネジメント計画の更新（プロジェクトマネジメント計画書）

参考文献

- Project Management Institute（2008）「プロジェクトマネジメント知識体系ガイド*PMBOK® Guide* 第4版」
- Project Management Institute（2013）*A Guide to the Project Management Body of Knowledge (PMBOK® Guide)* – Fifth Edition
- 印南一路（1998）「組織としての病院」白桃書房
- 久米和興，久米龍子，村川由加理（2010）「病院看護部の組織構造の特徴に関する一考察」
- 山形保健医療研13号,（2010年03月31日）p.95–p.104
- 小浜耕己，鈴木安而（2013）「プロジェクトの協力者を増やすステークホルダーマネジメント」日経SYSTEM 2013. 3号, p.20–p.41
- 社会倫理アカウンタビリティ研究所「ステークホルダーエンゲージメントマニュアル第2巻」（2005年10月）

第4章 医療分野における情報システム導入プロジェクトマネジメント

　医療機関はかつてないほどの厳しい環境に置かれている．超高齢社会の到来により医療を必要とする人，つまり需要は大きく膨らんだかのように思うかも知れないが，実際はそう甘くない．増え続ける医療費を抑制するために診療報酬を削減したり，病院ではなく介護施設や在宅への移動を推進したり，国の政策誘導が進められている．またDPCの普及（平成22年度で準備病院を含めると1,670病院47万床以上）により隣の病院が何をしているか手に取るように分かるようになった．DPCとは診療を行った患者の病名と行われた医療行為の組み合わせで分類する方法であるが，この情報が一元的に集約され閲覧可能となっているため，分析（ベンチマーク）によって他施設の現状，自施設のおかれている位置が容易に把握できる．得られた情報は正しく分析し活用しなければならないが，単に欠点を補いベストプラクティスを追及するだけでは似たような機能を持つ医療機関が地域の中に多数存在することになり患者の争奪戦になってしまう．体力のある機関は良いが，ただでさえ医療崩壊が叫ばれている中，スタッフの確保に失敗でもすれば自然淘汰されかねない．一方，最近は病院と病院，病院と診療所など患者の診療情報を共有し互いに連携していくことが重要であると言われ，医療機関は急性期病院，回復期病院，維持期病院などに役割を分担し，地域連携パスで情報を共有するなどして医療資源の適切な活用に向けて取り組みが始まっている．

　このように変化する医療の中で医療機関はそれぞれが置かれている環境をよく理解し，自身に求められる役割や要件を知り，目的をもって経営戦略を策定し実行しなければならない．

　一方，医療においてITはこれまで十分活用されてきたとは言い難い．医事会計システムや検査データシステムに始まった医療の情報システム化は，今日の電子カルテに至るまでデータを記録して蓄積し患者の診療のために個々に閲覧することが中心であった．また得られた診療情報を元に医学研究にも活用されてきた．しかし医療機関の理念を実現するためのツールとしての捉え方はまだまだ始まったばかりである．一般企業において，ITは企業の健全で持続的な成長を促すための必要不可欠なツールとして地位を確立していると考えられる．ITを活用することで業務プロセスを改善し生産効率を向上したり，詳細な情報分析でマーケティングを行ったり，ネットワークを活用してコミュニケーションを充実させたり，といった取り組みが行われ企業の体質強化に大いに貢献している．

　しかし医療において，特に現場の医療機関ではまだまだ業務を情報システム化することに重点が置かれITを有効に活用できていない．漠然とした目的で，導入すること自体が目標になっている例がまだまだ多い．莫大な金額を費やして導入したシステムの効果を十二分に享受するためには，医療情報システムとは医療機関が掲げる理念を実現するためのものである，という正しい目的をし

っかり意識し医療ITプロジェクトをマネジメントする必要がある．

4.1 医療組織の理念と戦略

4.4.1 理念とは

「理念」はphilosophy, prinsiple, idealなどの単語で表現される概念で，営利組織である一般企業において，事業を通じて社会にどのように貢献していくか，どのような価値観に基づいて事業を行うか，などを明らかにするもので経営戦略の方向性とされる．つまり経営戦略を練るうえでの拠りどころとなる基本方針である．

これに対し「ビジョン」は，理念を具体的に表現したもので，なかなか到達のできない究極の理想とされる．「目的」はビジョンや理念の方向に有り，その目的（地）に向かって一歩ずつ進んでいく道標が「目標」ということになる．現在地点から目的に向かって目標を包括した範囲をミッション（使命）という．「ミッション」は組織の使命や任務であり，社会に組織がどのように貢献していくのかを説明するものである．

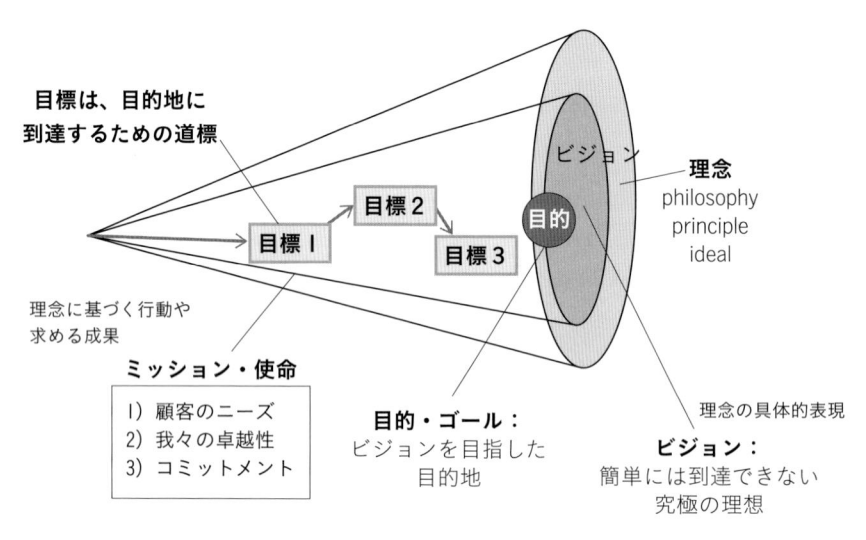

ITCプロセスガイドラインより引用・一部改変

図4-1　理念・ビジョン・目的・目標・使命（ミッション）

4.1.2 医療組織の理念とは

各医療機関のホームページには理念として，「生命と健康を守る」，「良質な医療，安全な医療の提供」，「地域医療に貢献」，「患者重視」，「医療スタッフの育成」などの言葉が並んでいる．理念はその医療機関にとっての大切なこだわりであり，これらの抽象的な言葉はさらに具体的な目的や目標として表現されなければならない．

4.1.3 医療における経営戦略（strategy）

戦略とは，「組織の目的を達成できる仕組みを作るための方策」であり，多くの医療機関では中長期計画を立てて施設の改善や医療機器の購入，人材の獲得，育成などを進めている．

それぞれの医療機関は，患者の要望，地域社会からの要求，医療に関連する法令や規制の改正など，医療機関を取り巻く環境の変化に対応しなければならない．そのとき，地域における役割，投入できる医療資源，組織体制などは医療機関ごとに異なるはずであり，それぞれの医療機関で明確な目的をもって，より具体的な戦術に結びつけなければならない．

4.1.4 医療経営戦略から医療IT戦略への落とし込み

日本の保健医療制度の下では，医療政策をはじめとして医療組織を取り巻く環境の変化が大きく医療経営戦略に影響する．したがって医療組織の周りの環境の変化をとらえることが重要になる．例えば診療報酬改訂や地域の人口構成も環境の変化の要因になる．少し誇張して言えば環境が適応の基準を決めることにもなる．その場合，基準を満たす組織が生き残り，そうでない組織はつまみ出されるか死滅する．そこでベンチマークを行ったり，ベストプラクティスを求めたり，通常，医療組織でよく見られるこれらの手法を使って環境の変化に対応しようとすることが異種同型を生むことになる．こういった例のように，自院も他院とのベンチマークを行い，ベストプラクティスを求めるような経営手法を採るのであれば，どのようなIT化の戦略を立てるか，具体的にどのような情報システムを構築するか，あるいはどのような医療情報サービスを活用するか・・・．医療経

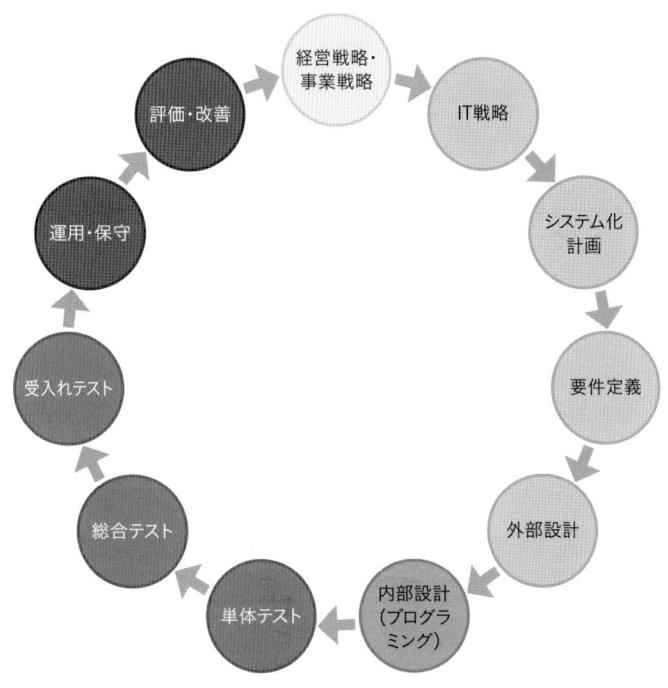

図4-2 情報システムのライフサイクル

営戦略を医療IT戦略に落とし込むとは，そういうことをいう．

医療組織にとってIT化は，もはや単に業務の効率化や合理化に留まらず，経営戦略実現のための必須のアイテムになっている．そのため，理念，目的に基づいた具体的な戦略を練った上で実現すべき情報システムを検討することが重要になる．

こうした点がおろそかにされると，医療の価値を生み出すITプロジェクトには縁遠くなる．

あるいは，「組織としての情報システム導入目的」が明確でなく，全職員に共有化されていないまま出来上がった情報システムに対しては，満足度があがらないことになってしまう．導入目的が曖昧なままいきなりプロジェクトがスタートしてしまうと，本来プロジェクトの拠り所となるべきステップが抜け落ちてしまい，その結果多くの医療情報システム導入プロジェクトが失敗に終わる可能性がある．

4.1.5 医療機関での理念浸透のために

医療組織では往々にして経営陣が策定した組織の根幹である理念がすべての職員にまで浸透していないことがある．

医療情報システム導入プロジェクトを成功させるためには，この組織の理念や目的を職員に浸透させ，情報システム導入の目的を共有することが必要で，そのためのステークホルダーマネジメントやコミュニケーションマネジメントが重要になる．

4.2 要件定義

4.2.1 医療情報システム導入にあたっての問題

医療情報システムに限らず，一般に情報システムは「価値」が出なければ意味がない．価値とは「物事のもつ，目的の実現に役に立つ性質」であるとすると，情報システム導入の目的をはっきりさせなければ，価値は生まれようがない．この「導入の目的をはっきりさせる」ことが要件定義につながる．つまり，まず初めに医療情報システムに何をしてもらいたいのかを明確にし，文書化することである．一見簡単そうだが，これがなかなか難しい．

例えばCTやMRといった検査機器を導入する場合，その目的は安全に正確な診断をするためであり，ある程度限定的であるため，「詳細な画像が得られる」「短時間で撮影できる」さらに「画像データを3次元に構築できる」といったように，その機器を使って何がしたいかを文章に書くこともそれほど難しくない．しかし医療情報システムを導入する場合はなかなかそのようにはいかない．情報には形が無く，その範囲を限定することが難しく，提供できるサービスの内容も多様で複雑なため，文章で表現することが難しくなる．例えば，「紙カルテや伝票をなくしてすべて電子的に記録・処理できるような情報システム」といっても，具体的にどの範囲の業務を，どのような仕組みで実現するのかを明確にしたうえで「情報システムにしてほしいこと」を記述するのは思った以上

に難しい．しかもこの作業を医療情報システムのユーザーである医療従事者が行わなければならない．

さらに，時の流れや社会の変化によって病院自体の役割や機能が変化する．あるいは医学の進歩や業務の流れの変化により，当初の医療情報システムの目的からズレが生じてくる．そのため，経時的に医療情報システムの生み出す価値を測定し，ズレを評価しなければならない．そして変化に伴って発生する新たな課題を抽出し，それらを次期情報システム更新時に活かすという，医療情報システムのライフサイクルを念頭に置いた継続的な改善を行うことが求められる．

このように考えてみると医療機関単独で医療情報システムに求める要件をまとめ上げることは意外に難しい．知識と経験を備えた医療ITコンサルタントやプロジェクトマネジャーたちの力を借りるのもよい．

4.2.2　RFP（Request for Proposal；提案依頼書）

RFPは日本語で提案依頼書と訳される．これは，ユーザー（病院）が解決したい課題や実現したいサービス，予算や納期の条件などをベンダー各社に提示し，「どのような情報システムで解決・実現できますか？　提案してください」と，回答を求める依頼書である．RFPを発行することで，医療情報システムの専門ベンダーからある程度の具体的な情報システムの内容と見積りを得ることができる．情報システムに関する情報だけが欲しい場合はRFI（Request for Information；情報提供依頼書）をベンダーに対して投げることもある．

4.2.2.1　RFPに記載する内容

RFPには次のような項目を記載する．経営・事業戦略や経営陣の思い，診療業務や関連業務（主に医療情報システムの対象としている業務範囲）で抱えている課題，情報システム導入によって得たい効果，つまり，なぜシステムを導入するのか，その動機，趣旨を明確に記載する．そして病院の規模，患者数や患者背景，設備や医療機器，情報システムを利用する従事者など，前提となる事項も追記する．そして大まかな予算や導入までの期限も記載し，このような条件のもとで，どのような情報システムが提案できるかをベンダーに求める．

4.2.2.2　RFPによる選定基準

RFPの主たる目的として，納入業者の選定がある．従来の業者選定ではコストや納期が最優先されることが多かったが，RFPを発行することによって，以下の項目を選定基準に加え，事前に各選定基準項目を点数化しておくと，業者を広い視点から比較評価することができる．
① ニーズの理解（情報システム導入の目的をベンダー側が正しく認識しているか）
　　情報システムで実現したい経営・事業戦略や経営陣の要望・思い，解決したい課題，情報システム導入によって得たい効果をベンダー側が正しく理解できているかを判定する．
② 技術力

何でもできますというセールストークを信じてはいけない．要求している機能を実際どのように実現するのか，結果的に実現はできるが非常に手間がかかったり追加の費用を請求されたりというのではユーザーにとってマイナスである．

③ リスク

情報システムの専門家であるベンダー側から見て，情報システム導入に潜むリスクとはどこにあるか，またそのリスクへの対応が提案できているか．

④ 全体コスト，ライフサイクルコスト

予算や納期はやはり大きなウエイトを占める．しかし仮に予算，納期をオーバーする場合に，その対応についての提示は業者選定の大きな判断材料になる．導入後のサポート，メンテナンスに対しての費用についてもあらかじめ提示するように求めておく．

⑤ プロジェクトマネジメント力

プロジェクトとしてQCD（Q：品質，C：コスト，D：納期）を守ってプロジェクトを完結できる能力が望まれる．情報システム開発・導入全体を通して着実にプロジェクトを管理・コントロールできるベンダーを選択する．

⑥ サポート体制

医療情報システムのベンダーは大手ばかりとは限らない．各部門システムでは小規模の会社が小人数で開発からサポートまで対応している例も多い．導入後にシステム障害が発生した場合，対応に時間がかかるというリスクを考慮すべきである．

⑦ 納入実績

納入実績は業者選定の際にとりわけ公的な医療機関において重要視されることが多い．一概に納入実績が多いからよいシステムベンダーであるとは言えないが，多くのユーザーが支持していることはある程度ベンダーに対する評価の裏打ちといえるかも知れない．

これまで，納入業者の選定基準を具体的に列挙したが，一番大切なことはユーザーのニーズを正しく理解し，真摯にユーザーとともにより良いシステムを構築・導入しようという意識と意欲がベンダー側にあるかどうかをしっかりと見極めることである．

4.2.3　要件を定義する

「ベンダーを選定したのだから，あとはベンダーにお任せして，病院側の作業はこれにて終了」ではない．RFPはあくまでベンダーからの提案であって，情報システムの仕様が固まったということではない．ここからさらに情報システムに備えるべき要件を一つひとつ詰めていく必要がある．またこの要件の一つひとつの項目は，ユーザーとベンダー間で正式な契約として合意することになる．要件項目として記載，合意された内容はシステム構築において実現しなければならないし，逆に明確に定義しなかった要件は後々にいくら声を大きくしても無償で追加することはできない．

往々にして医療機関では要件定義フェーズが疎かにされがちであり，情報システムに対して欲しい機能やサービスを明確に定義せず，後から無理な変更要求を突きつけてトラブルになる例が見ら

れる．要件定義は情報システム導入の要（かなめ）であることをしっかり認識しなければならない．また定義された要件は，最終的には発注者（医療機関側）に責任がある．医療機関は求める要件をしっかり定義し，漏れがないよう努めなければならない．また定義した内容については，ベンダー側に責任を転嫁してはいけない．

4.2.4 要求仕様書の作成

一つひとつの要件項目は，それぞれいくつかの仕様によって実現される．定義された要件項目は要求仕様書という形で文書化され，まとめられる．要求仕様書は導入する医療情報システムの設計図の元になるものであり，情報システム構築の最終的な形（ゴール）を示すものでもある．この要求仕様書を作成することで漠然とイメージされていた医療情報システムが明確にされる．またこの文書により開発すべき情報システムの範囲（スコープ）が明確にされユーザー，ベンダー間の契約の基礎となる．

最近では医療情報システムといってもパッケージ化されたものを導入するケースが多い．そのため要求仕様書に記載する項目をゼロからすべて記述するのではなく，ベンダーが提示した仕様内容について自施設の業務内容と照らし合わせながら過不足がないかを検討し必要に応じて追加修正することが一般的に行われている．このような作業に不慣れな医療機関にとって，仕様を提示してもらえることはありがたい．しかし提示された内容はあくまで標準的なものであり，それぞれ環境が異なる自施設の業務にそのまますべてがフィットする訳でもない．要求仕様書の作成にあたっては手間を惜しまず，自施設の実情にあった仕様をベンダー側と共に作り上げる必要がある．

要求仕様書は次の手順で作成する．

1．作成ルールの決定

要求仕様書は原則として，発注側であるユーザーが作成する．だれが実際に要求仕様を記載するのか，その役割分担・責任範囲を決定しておく．具体的には関連する機能，例えばオーダに関するものとか手術に関するものとか，業務領域に応じてワーキンググループを組織し，その中で決定することを想定している．また要求仕様項目の合意・承認はだれがどのような形で行うのか，全体の調整はどういった仕組みで行うのか，といった作成のルールを決定しておく．外部設計図書の作成については後述（4.3）する．

2．シナリオの設定

漠然と「○○ができること」と列記することは好ましくない．情報システムを使用する場面，登場人物，情報システムの使用による結果など，それぞれのシーンを想定する．また情報システムの業務範囲（スコープ）を明確にし，情報システムのみで自動化して行うこと，別システム（部門システムなど）と連携して行うこと，人手が情報システムと関わるところなど，それぞれの境界の線引きを明確にしておく．このためにもシナリオを設定することは有用である．

3．前提条件・制約条件の確認

要件を実現するためには情報システム単独では技術的に難しい場合もあり，また，予算や工程の制限から諦めざるを得ない場合もある．運用でカバーする必要のあるところも含めて，あらかじめ要件を実現するための条件をしっかりと検討しておくことが大事である．

4．機能要求仕様書

設定したシナリオに沿って情報システムが備えるべき機能をリストアップする．1つの要件はいくつかの機能仕様項目により達成される．それらをできるだけ具体的に記述する．機能は「ある」「ない」で認識することができる．例えば，人が「考える」という機能は「脳」が「ある」から可能になる．一方，どのくらいしっかり「考える」ことができるかは非機能（後述）になる．

機能仕様を記述する際には，データの流れや対象となる作業，実現範囲が明確であることが求められる．一般的には「○○を満たすこと，備えること」などの文章で表現することが多いが，ユーザーが意図している内容を必ずしもベンダーが正確に理解するとは限らない．むしろ違った意味で解釈してしまうことも少なくない．記述については解釈の齟齬をできるだけ少なくする工夫が必要である．

5．非機能要求仕様書

情報システムが備えるべき機能のみを記述すればよいのではない．機能以外の要件，例えば情報システムが備えるべき品質（信頼性，効率性，保守性，移植性など）や技術要件（システムの構成，開発方法など），運用・操作性などを非機能と呼ぶ．例えば，人間が「考える」とき，どのくらい速く，どのくらい深く，どのくらいシャープに考えられるかは「脳の性能」つまり非機能の部分による．

例えば，「○月×日に検査したCT画像を検索して，モニター画面に表示するまでを2秒以内で行うこと」という仕様はスピードを求めた非機能仕様ということになる．情報システムが価値を生み出すためには，機能仕様だけでは不十分で，非機能仕様も併せて記述しておくことが必要である．

6．要求仕様の合意

要求仕様（機能仕様と非機能仕様）をまず，ユーザー内で合意する．このとき予算や納期からすべてを実現できない場合の優先順位を決めておく．あるいは，後に要求仕様の変更（変更要求）が生じた場合の対応手順などについても併せて合意しておくとさらによい．

4.2.5　要求仕様の伝え方

要求仕様書の内容をベンダーに正確に伝えることはなかなか難しい．要求仕様書には「○○を満たすこと，備えること」などの文章で表現することが一般的であるが，文章はだれが見ても必ず同じ解釈になるとは限らない．もちろん，正確な文章を書くことが必要であるが，見る視点，立場，状況などによっては，さまざまな解釈や齟齬が生じる．相互理解をいかに確実にするかが要求仕様書作成のカギになる．そのためには，ユーザーとベンダーのコミュニケーションが大事であること

は言うまでもないが，要求仕様書作成の段階で，次の2つの方法を提案する．

(1) 要求仕様に，その目的や理由を併せて記載する

通常，要求仕様書には「○○を満たすこと，備えること」と記載するが，その仕様が必要な理由や背景を併せて記述することで，ユーザーの真意がどこにあるのか，より具体的に示すことができる．

(2) 図を作成し「見える化」する

要求を文章だけでなく図を用いることで「見える化」する．丸い形のものでも横から見ると円柱であったり，球形であったりする．見る方向や角度が異なると解釈も変わるので，文章だけでは分かりづらい内容は図を追加することでより正しく理解できる．

例えば，現場の業務フローを図示してみよう．メッセージを送受する人，やり取りされるメッセージや伝票類の流れなどを時間軸に沿って図示することで，業務フローを可視化でき，さまざまな角度から検討することが可能になる．文章では分かりづらい内容も図示することで理解が容易になる．また情報システムの導入後の「新しい業務フロー」を作成して，導入前の業務フローと比較することにより，情報システムの役割や業務に関わる人の動きの変化が明確になり，情報システム導入の効果を推測することができる．それらをユーザーとベンダーで共有することによって理解を深めることができる．さらに，どの部分の業務を効率化できるかといった検討にも利用できる．

ただし，図の書き方がバラバラだと，かえって混乱を招く可能性もある．そこで国際的なスタンダードであるUML（Unified Modeling Language）の利用をお勧めする．UMLには10数種類の図があるが，中でもユーザー側に役立つのが，情報システムの業務内容・範囲を示し，他システムとの関連を表すことのできる「ユースケース図」，メッセージのフローを示す「アクティビティ図」であろう．ベンダー側においてはこれらに加えて，情報の伝達を示す「シーケンス図」と構造を示す「クラス図」「配置図」などを活用するとよいであろう．国際的なスタンダードを使用することで，時代が変わっても（担当者が代わっても）図の示す意味は変わらないので，情報システムを把握するのが容易になる．UMLで作成された図は情報システム部門の資産となる．

注）要件／要求はいずれもシステム化におけるrequirementの訳であるが，一般訳語としては「要求」とし，特に合理性や形式性を伴うことを強調するときに「要件」を使用した．要求／要件以前のステークホルダの要望や思いは「ニーズ」とした．

4.3　外部設計とドキュメント類

情報システムの開発プロセスにおいては，要件定義および外部設計（基本設計）の工程を上流工程と呼ぶ．上流工程とは，どのような情報システムを開発するのかを決定する工程だといえる．

医療機関における医療情報システムの導入においては，電子カルテなどのパッケージ製品をベースにし，機能の差分（各医療機関での独自要望）をカスタマイズ開発することによって医療現場の要求を実現させるケースが多い．その場合，パッケージ製品のもつ機能と実現したい機能とのギャップを明らかにしたうえで，業務をパッケージ製品に合わせるか，パッケージ製品をカスタマイズして業務に合わせるかのいずれかの手法によってシステムを導入することになる．

　外部設計というフェーズは，システムに必要な技術要素や構成要素を選択し，それら要素の機能や非機能（使用性や保守性など）を定義してシステムがユーザー（人）や外部システムに対してどのようなサービスを提供するかを設計する．パッケージ製品をベースにした開発の場合には，Fit & Gapのフェーズが外部設計に該当する．

　外部設計は，前フェーズで定義した機能要件，非機能要件を実現するために，ユーザーとベンダーが一緒にシステムの詳細を決定していく．情報システムの基本的な設計図を完成させることが，外部設計フェーズの目的になる．

　ユーザーは，希望しているシステムになっているかどうかを，設計書を基にシステムの出来上がりを想像上で確認しなければならず，困難が伴う．しかしここで希望する具体的なシステム機能を盛り込まなければ，システムには反映できない．

　一方，ベンダーはここでユーザーの思いや要求を正確に確認しておかなければ，後に変更要求が膨らむ．後になってのシステム変更は，大きな手戻り作業が発生して，予算の大幅な超過やスケジュールの変更につながる．

　つまりユーザーにとってもベンダーにとっても，検討の時間を割いて，確認をとりながら進めていく，大事なフェーズである．

4.3.1　ワーキンググループ（WG）とプロジェクトマネジメントオフィス（PMO）

　外部設計フェーズでの一番大切なマネジメントは，コミュニケーションマネジメントである．前章で解説しているが，コミュニケーションとは，親睦を図るということではない．共通の記号，信号，あるいは行動の体系を用いて，人同士が情報を交換するプロセスである．「必要な時に必要な範囲の人に適切な形で情報を送受する」ということになる．情報の適切な交換により，システム開発のステークホルダー（ベンダーとユーザーの双方）の意見を，いかにコンセンサスを得ながらまとめていくか，ということが重要である．

　医療情報システムは電子カルテにしても部門システムにしても，スクラッチ開発（ゼロから作り上げる方式）はまれで，ほとんどの場合がパッケージ導入である．システム開発とはいってもカスタマイズが主であり，外部設計フェーズではパッケージのどの部分を生かし，どの部分を改良するかという議論（Fit & Gap）が中心となる．

　医療機関での進め方は，求めている機能がパッケージで実現できるかどうかをベンダーへ質問し，システムの修正や追加機能を要求するために，医療スタッフや情報システム担当者からなるWGを立ち上げる．WGとベンダーとで交渉することになる．

ここで興味深い資料を紹介する．平成5年にまとめられた「電子カルテシステムが医療及び医療機関に与える効果及び影響に関する研究（報告）」である．医療情報システムの開発について次のような「失敗の法則」に言及している．

- ✓ WGをたくさん作り，各部門とりあえず公平に参加．
- ✓ WGが決定機関と勘違いし，要望すれば何でも実施してもらえると思う．
- ✓ WG参加のメンバーは各部の利益代表で，組織全体を考えられない．
- ✓ IT化のリーダーに，医療の分かる人でなく，ITが得意な人を選定してしまう．
- ✓ 組織全体のBPRに関わる問題は避け，現状維持の計画を立てる．
- ✓ 肩書きがあり，声の大きな人に惑わされ，本質的課題を見過ごす．
- ✓ 例外的な運用，処理，事象にとらわれ，基本的な運用検討が後回しになる．

　　※WG：Working Group，BPR：Business Process Re-engineering

阿曽沼 元博他：「電子カルテシステムが医療及び医療機関に与える効果及び影響に関する研究（報告）」

　この報告からすでに10年以上が経過しているが，根本的なところはまったく変わっていない．コミュニケーションマネジメントの対象であるWGの問題点の本質を突いている．

　外部設計フェーズでは，各部門と連携する機能が具体的に見えてくる．しかし，ユーザーは自部門の利便を優先（部分最適）しがちである．また，システムに過大な期待をし，あらゆることをシステムで実現しようとして混乱に輪をかけてしまう．ベンダーはカスタマイズを前提に，担当するWGのみのヒアリングに終始し，WGメンバーの肩書や声の大きな人に惑わされてしまう．

　このような弊害を最小限に抑えるためには，プロジェクト憲章にのっとり，システムのゴールを見据え，全体最適を意識してシステムを開発するという方針を，ユーザー，ベンダーともに再確認したうえで情報を共有し，確実にコンセンサスを得ながら前に進むことが肝要である．

　またWGを乱立して個々にベンダーと交渉するのではなく，PMOのような組織をWGの支援組織として設置し，全WGを統括してまとめることを推奨する．WGは業務の内容により構成員やシステム検討の方法が異なるが，WG会議の進捗，まとめるべきドキュメントの種類や質，変更管理の方法などをあらかじめ定めておく．PMOはこれらを一元的に管理し，情報を共有する仕組みを作っておく．

　WGの構成員は現場のシステムを実際に使用するスタッフが中心になるが，現場スタッフだけに限定してしまうと部分最適に陥りやすい．それを回避するためには，ユーザーとベンダーの橋渡し（通訳）をする役割を担う人材を，WGやPMOに参画させる．そうした人材を想定して，日本医療情報学会では2003年より医療情報技師を認定している．医学的な知識だけでなく情報処理システムや医療情報システムについて修得し，相応のレベルに到達したことを認定する資格である．2012年10月現在で通算し，おおよそ37,000人余りが受験し約12,000人が認定を受けている．医療情報技師はベンダーだけでなく，医療機関の医師や看護師，コメディカルも多数認定を受けている．WGに

医療情報技師を投入することで，より客観的な立場から検討が行える．

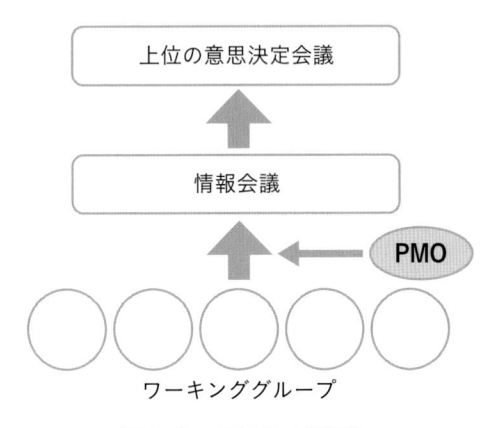

図4-3　PMOの設置

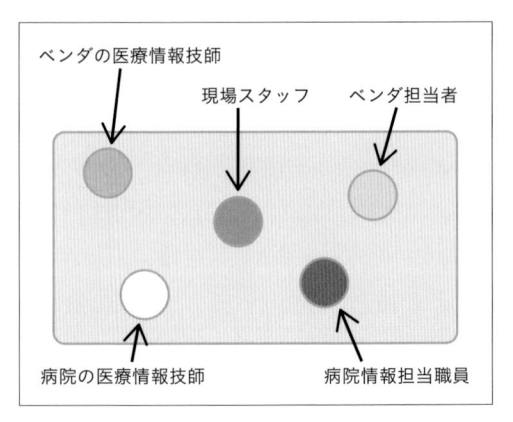

図4-4　ワーキンググループの構成

　コミュニケーションマネジメントで特に留意しておくことは，医師の存在である．医師がWGの中心になることは多いが，多忙のためWGへの参加には消極的である．しかし，しばしばプロジェクトの終盤で重大な影響を及ぼす発言をする．コミュニケーションマネジメントではステークホルダーの扱いを重視するが，特に医師とのコミュニケーションをどうマネジメントするかがキーになることが多い．

4.3.2　ドキュメント管理と開発委託SLA

　コミュニケーションマネジメントで，重視したいのはドキュメント管理である．ドキュメントとは，システムの設計図となるさまざまな文書（図書）だけでなく，プロジェクト会議の議事録（証拠や経過記録）なども含める．ドキュメントは単に作成して数がそろっていればよいというのではなく，その質と管理が重要になる．

　外部設計フェーズでは，システムの機能および非機能仕様書，画面構成および遷移図などの外部設計図書（成果物）を作成する．成果物作成だけでなく，その仕様決定に至った経緯を正確に記録し，ステークホルダー間で共有する．特に，コンセンサスを得たという事実の証拠は，必ず残しておく．

　このような記録はだれがいつまでに作成し，どの範囲の人や組織で共有するのかといった細かいルールは，あらかじめ決めておく．ITコーディネータ協会ではこのようなルールを決める取り組みを「開発委託SLA」とし，見本を公開している．SLAとはService Level Agreementの略で，一般的にはシステム導入後の保守運用の段階で契約することが多い．開発段階でもユーザーとベンダー間で責任範囲，守備範囲を合意しておくことは意義深い．

　適用範囲や期間といった前提項目，スケジュールにおける工程の定義など言葉の擦り合わせ，開発体制とユーザー，ベンダーの役割分担，コミュニケーション手段，セキュリティ（機密情報の管

理）などについて定め，このうち役割分担ではユーザー，ベンダーのどちらが議事録等の図書を作成するのか，レビューや承認は主としてどちらの役割かといったことをRAM（Responsibility Assignment Matrix）の形で記述する（**図4-5**）．

◎：主担当　　△：支援

工程		項　目	○○病院	○○○○株式会社
1		開発実施計画書の作成	◎	△
		開発実施計画書のレビュー	◎	△
2	共通	プロジェクト管理報告書のレビュー	◎	△
		プロジェクト進捗に関する指示	◎	−
3		会議議事録の作成	△	◎
		会議議事録のレビュー	◎	△
		会議議事録の承認	◎	−
4		問題処理票の作成	◎	◎
		問題処理票の回答	◎	◎
		問題処理対応	◎	◎
5	基本設計	要件定義ヒヤリング	△	◎
		要件定義取りまとめ	△	◎
		要件定義内容のレビュー	◎	△
		要件定義内容の承認	◎	−
6		基本設計書の作成	△	◎
		基本設計書のレビュー	◎	△
		基本設計書の承認	◎	−

図4-5　RAM

　コミュニケーション計画書では，その他に，定例報告会議をどのくらいの頻度で，だれが参加し，何を検討するのか，議事録はだれが作成しだれに承認を求めるのか，ということを記述しておく．プロジェクト推進にあたりユーザー，ベンダー間で細かい取り決めを定めておくことは，齟齬のあった時に「言った」，「言わない」という混乱を生じさせないためにも，またコンセンサスを得やすくするためにも重要である．

※開発委託SLA（ITC協会）Copyright ⓒ IT Coordinators Association, All rights reserved.

> (1) 定例報告
>   コミュニケーションの円滑化を図り，また相互を尊重して，共通の問題意識をもって課題に対応していくことを目的に，以下の会議体を設ける．
>
>   ①プロジェクト進捗会議
>   名称：プロジェクト進捗会議
>   目的：進捗と問題点の共有化，および解決策の検討
>   開催頻度：原則として週に1回，毎週金曜日午後に開催する．
>   （木曜日現在の状況を報告する）
>   参加メンバー：プロジェクト運営に関する関係者が参加する（「4.1体制」を参照）
>   議事録：
>   ○○○○株式会社で作成し，プロジェクトリーダーの確認後，開発窓口の確認印を得ること．

図4-6　開発委託SLAの例　上記URL資料を一部改編

4.3.3 変更管理

　外部設計フェーズでは，システムがより具体化してくる．これにつれて医療スタッフからの要求が際限なく膨らみ，プロジェクトの大きな足かせになることが見受けられる．要求を無制限に聞き入れるとコストもスケジュールも大きく膨らんでしまう．すでに合意をとって設計された後も，システム開発担当者に医療スタッフが直接要求したり，声の大きな人が突如現れて担当者をどう喝して変更要求をしたりすることも医療現場では発生する．医療スタッフからの変更要求をいかにコントロールしていくかが，プロジェクトの大きな課題の1つである．

　ユーザー（医療スタッフ）の変更要求をコントロールするためには変更管理委員会（Change Control Board）を設け，変更要求を一元的に管理する．ユーザーが個別にシステム開発担当者に変更要求を突き付けるのではなく，公式な場で公式な手続きにのっとって変更を申請する，という明確なルールを定めておく．変更管理委員会では，変更要求がプロジェクトの目的から逸脱しないものか，変更がシステム全体にどのような影響を与えるか，またスケジュールやコストに照らし合わせて妥当なものか，といったことを検討する．そして，変更管理委員会における決定事項は適切に開示する．正しい手続きで検討がされたことを，ユーザーに納得させることが大切である．

4.4　内部設計からテストフェーズ

　通常の情報システムの構築においては，外部設計でプログラムの仕様，動作を決定したら，次は内部設計，プログラム製造を行う．ところが，医療情報システムの場合はベンダーが保持するパッケージ製品を導入することが多いので，内部設計としてプログラムの内部仕様を検討することは少ない．そのかわり内部設計からテストフェーズの期間中に，医療機関側の情報システム担当者（医療スタッフ）はパッケージ機能の確認，カスタマイズ箇所の検討，運用検討，マスタの設計，デー

タ移行仕様の確定，移行データの検証，操作研修などを実施する．以降に各作業について説明する．

4.4.1 カスタマイズ箇所の検討

一般的に医療情報システムベンダーの保持するパッケージ製品の標準機能だけで日々の業務（受付，診察，処置，処方，予約，会計）をすべて完了させることは難しい．各医療機関の業務に合わせた個別の機能追加が必要になってくる．そのため，病院独自のカスタマイズをワーキンググループで検討する．

4.4.2 運用検討

病院独自のカスタマイズも行うが，業務に必要な多くの機能は，パッケージ製品の標準装備機能を使用することになる．そのため，どうすればパッケージ製品の機能を有効に利用できるか，運用検討を行う．この検討もワーキンググループで行う．

4.4.3 マスタ設計

医療業界では各種マスタの標準化が提唱されて久しい．例えば，薬剤オーダを取り扱う場合に使用されるHOTコード，画像オーダではJJ1017，検査オーダではJLAC10といった具合に標準化が推し進められている．マスタを標準化することによって異なる医療機関のデータが相互に利用できる．システム更新の際にマスタデータの移行（引継ぎ）が容易になり，医療情報システムベンダーの選択の幅が広がる等のメリットがある．

標準化マスタに合わせたマスタ設計に加えて，システムの機能，動作に影響する設定マスタの検討，設計についてもマスタ設計のフェーズで実施される．

4.4.4 操作研修

医療情報システムのパッケージ製品はベンダーごとに機能，使用方法が異なるため，その使用方法に習熟する必要がある．通常1カ月，長い場合は2カ月間の操作研修期間を設け，医師，看護師，コメディカル，事務職員に対しシステムの操作を訓練する．

4.4.5 データ移行仕様の確定，移行データの検証

情報システム内に蓄積している情報資産を継承することは非常に重要である．医師法ではカルテの保存期間は5年，生体由来製剤の処方箋に至っては20年の保存義務があり，旧情報システムのデータを継続することは必須となる．データ移行，移行後のデータ検証には大きな時間を費やすことになる．旧情報システムで使用していたデータを新情報システムに移行したら血液型がまったく異なって表示されたという危険なトラブルが発生したこともある．移行データの検証には十分注意が必要である．

4.5 医療情報システムの評価と継続的改善

　前述したとおり，医療情報システムはあくまでも医療施設の理念，目的を果たすための手段である．医療情報システムを適切に評価して継続的に改善するには，医療情報システムの導入目的を正しくとらえ，成果を計測することが不可欠である．つまり，医療情報システム導入にあたっては，できる限り具体的かつ明確に目的を定めて文書化しておくことが，評価にとって必須である．それは，医療機関の構成員の中で，評価の視軸がぶれることを解消するうえでも重要である．

　その評価指標に，既述の「病院におけるIT導入の評価系（以下，評価系）」が参考になる．評価系では，事務職員による事務の効率化，経営指標の把握，人事管理，患者待遇の向上，患者情報提供サービスの向上，医療安全，医療従事者の業務改善，医療従事者の情報へのアクセス向上，医療従事者の情報共有強化（チーム医療），他施設との連携改善，医薬品，医療材料の院内ロジステック改善，医薬品，医療材料の調達改善，情報管理の改善，省スペース，研究への貢献，教育への貢献の16項目にわたってそれぞれの評価指標例が掲載されている．その16項目の目的をそれぞれ細分化し，その測定方法を示している．

　例えば，「医療安全管理」という目的には，以下の6つの指標が示されている．

- 誤投薬の頻度（10,000処方当たりの誤投薬数）
- 不適切な処方の頻度
- 禁止事項の誤認識頻度
- 不適切な記載によるインシデント数
- 転記ミスによるインシデント数
- 異常値の見落とし，必須予定の指示のし忘れの頻度

　これらを参考にして指標を設定し，システム導入前とシステム導入後で比較することで，システム導入効果が客観的に評価できる．

　ここで留意すべきは，情報システムの導入効果は，短期的に表れるものもあれば，運用を続けることによって中長期的に表れるものもある点である．したがって，導入前と導入直後の比較以外に，導入後のある程度の時間が経過してから，再度評価をすることが望ましいものもある．いずれにしても，導入前と導入後の2つの時点で同一の指標に基づいた評価を行うことにより，目的実現の効果測定が可能となる．

　評価項目によってはその達成度を客観的な数値によって測定することが困難なものもあり，その場合にはアンケート調査が有効であるとされている．そしてアンケート調査による場合もできるだけ客観性のあるデータを取得できるように注意が必要である．

　逆に，医療情報システム導入による典型的な副作用として以下の5つが挙げられており，それぞれの項目において評価する必要がある．

1．部分的なコミュニケーションの減少
2．ワークフローの変更による混乱
3．障害時の運用の混乱
4．診療の不適切な類型化
5．プライバシーと情報の安全管理

　このような内容に言及する趣旨は，IT化の副作用を知ることで，予防とその評価を可能とするところにある．

　あらかじめ評価指標とその測定方法，さらには測定の際の留意点を明確にしておくことによって，医療IT化の前後での適切な評価が可能となる．さらには，システムの評価を日常の運用業務の中に組み入れることによって継続的改善も可能となる．

参考文献

・厚生労働省（平成21年）「病院におけるIT導入の評価系」http://www.mhlw.go.jp/shingi/2009/03/dl/s0301-5a.pdf

第5章 プログラムマネジメントとポートフォリオマネジメント

　第4章までは単一プロジェクトのマネジメントについて解説してきたが，病院内では互いに関連する複数のプロジェクトが同時に行われたり，また病院の経営方針とプロジェクトの整合性をマネジメントすることが必要となる場合がある．このようなときに活用するマネジメント手法がプログラムマネジメントとポートフォリオマネジメントである．

　例えば複数のプロジェクトを同時に進める場合には，プロジェクトに対する投資やリソースの割り当てなどに優先順位をつけて実施をする必要がある．そのためには単一プロジェクトを複数束ねて，1つのプログラムとしてマネジメントする必要がある．このマネジメント手法をプログラムマネジメントという．

　また一方で，プロジェクトやプログラムは，病院の経営方針や経営戦略と整合性をとることが重要である．なぜならば病院の方針や戦略と異なった情報化投資を行うことによって，構築された情報システムが病院の方針や戦略の期待に十分応えられなくなるリスクがあり，病院経営に大きな影響を及ぼす可能性があるからである．このような時に，プロジェクトやプログラムと病院の経営方針や戦略との整合性をとるマネジメント手法をポートフォリオマネジメントという．

5.1 プログラムマネジメント

　病院ではさまざまなITプロジェクトが実施される．これらのプロジェクトは単独で導入される部門プロジェクトもあれば，他の部門プロジェクトと関連をもちながら進められるプロジェクトもある．関連のある複数のプロジェクトは1つのグループとして扱うほうが効果的であり，この複数のプロジェクトのグループをプログラムと呼ぶ．プログラムマネジメントは複数のプロジェクトを1つのプログラムとしてマネジメントする手法である．

5.1.1 医療情報システムの発展とマネジメント手法

　プロジェクトの目的はプロジェクトで設定した成果物を完成させることである．したがって成果物が要求された内容をどれだけ満足しているかによってプロジェクトの達成度を評価することができる．病院からベンダーに発注したものは，ベンダーの視点では要求された成果物を，納期，コスト，品質を遵守して納めることが目的となり，プロジェクトマネジメントの手法がマッチする．

　しかし，病院の情報システム導入の担当者は，通常導入前の構想段階から担当し，導入後も運用を含めた業務を担当する場合もあり，単独プロジェクトの目標である成果物の完成のみでは不十分

となる．このような場合においても，構想段階の企画プロジェクト，構築段階の構築プロジェクト，運用段階の運用業務などを1つのプログラムとしてマネジメントすることが効果的である．

(1) 医療情報システムの概要

病院で一斉に各部門に導入される複数の情報システム導入プロジェクトはプログラムマネジメントとして扱うことが有効である．それでは病院で導入される情報システムはどのようなものがあるのだろうか．総合病院を例にとると，利用される医療情報システムの用途としては，おおむね以下のシステムが利用される場合が多い．

- オーダーエントリーシステムあるいは電子カルテシステム
- 医事会計システム
- 画像系情報システム
- 臨床検査系システム
- その他の部門システム
- 物流系情報システム
- 経営管理情報システム
- 病院内グループウェア

これらのシステム導入は管理の高度化や迅速化，医療技術の進展などの歴史的な背景により，それぞれ導入が進められてきた．医事会計においては，診療報酬の計算処理の複雑化や増大により請求処理の正確化・迅速化が求められ，初期の段階から情報システムの導入が進められてきた．また，各部門システムはそれぞれの医療分野における専門分化と進歩によって，情報システムもそれぞれの部門に合わせて独自の形（パッケージ）に発展し導入が進められてきた．

また医事会計システムから始まった部門システムは，やがて開発されるオーダーエントリーシステムとの接続が密であり，さらに放射線画像の電子化やCT画像の膨大な情報の保存，物流システムの導入など，病院全体のシステムが統合される形で発展し，マルチ・ベンダーからなる情報システムに発展してきた．

また，電子カルテシステムはカルテの記載義務に対し，厚生労働省（旧厚生省）が電子媒体への保存について通達してから検討が進み導入されだした．現在では，厚生労働省から「医療情報システムの安全管理に関するガイドライン第4.2版」が公開されている．

このような背景から病院に導入される情報システムは，単独のシステムから部門を横断するシステムへと移行してきた．また，最近では病院経営に関わる経営管理システムやさらには地域連携に対応したシステムへの需要が高まっている．

このような時代の要請の変化には，医療ITのプロジェクトマネジメントも大きな影響を受ける．これらの要請に応えるためには，医療情報システムを単独のプロジェクトのみで考えることなく，同時に多くの部門システムの導入プロジェクトが並行して走るといったプログラムマネジメントの視点も加えてマネジメントを行うことが望ましい．

(2) ポートフォリオ，プログラム，プロジェクトの各マネジメントの相関

プロジェクトに関連するマネジメントとしては，ポートフォリオマネジメント，プログラムマネジメント，プロジェクトマネジメントの3種類がある．これら3種類の関係を示した図が**図5-1**である．

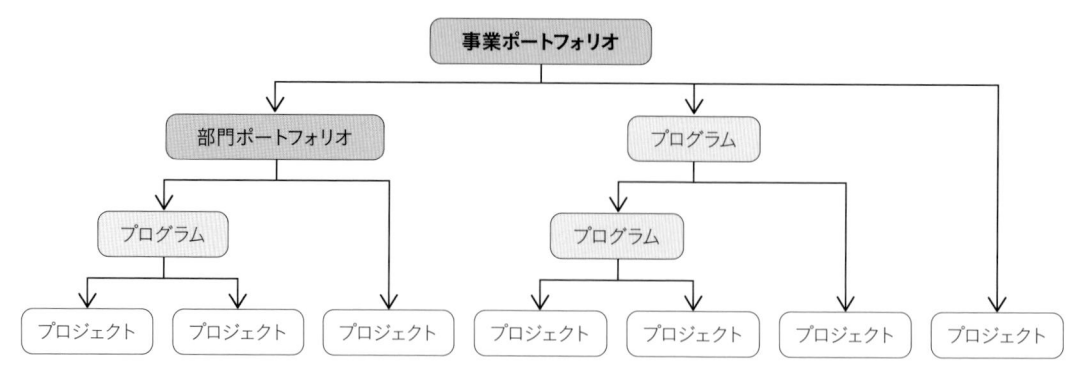

図5-1　ポートフォリオ，プログラム，プロジェクトの全体像

事業においてポートフォリオが戦略の上位に位置づけられるのと同様に，プロジェクトにおいても図に示すとおりポートフォリオが上位に位置づけられる．ポートフォリオの傘下にはプログラムやプロジェクトが置かれる．プログラムは複数のプロジェクトやプロジェクトに関係する他の業務など，プログラムとしてまとめて管理をすることで効果がある場合にプログラムとして整理される．したがって，プログラムの上位あるいは並列にまったく別のプロジェクトが存在することもある．

5.1.2　ベネフィットマネジメント

プロジェクトやプログラムで得られる成果や効果をベネフィットという．プログラムマネジメントは，プロジェクト単独では得られないベネフィットを得ることを目的としている．つまりプロジェクト単独で得られるベネフィットよりも効果の高いベネフィットを，プログラムマネジメントを用いることによって創出することである．そのため，プログラムマネジメントのプロセスを推進する場合においては，常にプログラムのベネフィットを意識して行うことが重要となる．

またベネフィットを創出するためのマネジメントとしては，通常，以下の進め方を行う．

- ベネフィットの識別

    プログラムごとに創出されるベネフィットを特定するためには，ベネフィットを識別する必要がある．

- ベネフィットの分析と計画

    識別されたベネフィットを分析し，効果や事業の整合性などから優先順位づけを行う．また，それぞれのベネフィットの効果を測定するために評価指標を設定し，実行時のモニタリング項

目として計画に織り込む.

- *ベネフィット創出の実現*

  計画されたベネフィットの実現状況を監視し把握する．進捗状況を管理し，ベネフィット計画との乖離（かいり）が発生する場合には，原因を分析し予測に対する影響度を見定め，必要に応じて是正措置を講ずる．

- *ベネフィットの移管*

  プロジェクトは成果物を納入して終了となるが，プログラムの場合はベネフィットが定常業務に移行しても維持，継続される必要がある．そのため，プログラム終了時やベネフィットが移管できるタイミングで移管を行う．

病院内の情報システム導入プロジェクトにおいて，プログラムマネジメントを導入する効果として，ベネフィットマネジメントが重要となる．例えば補助金や制度上導入するシステムが発生した場合には，ともすればシステムを導入することが目的となりがちである．しかし，プログラムマネジメントを用いて目的を明確化すれば，定常業務へのベネフィットの移管が組み込まれるので効果が継続的に得られることになる．

5.1.3　プログラムマネジメントプロセス群の概要

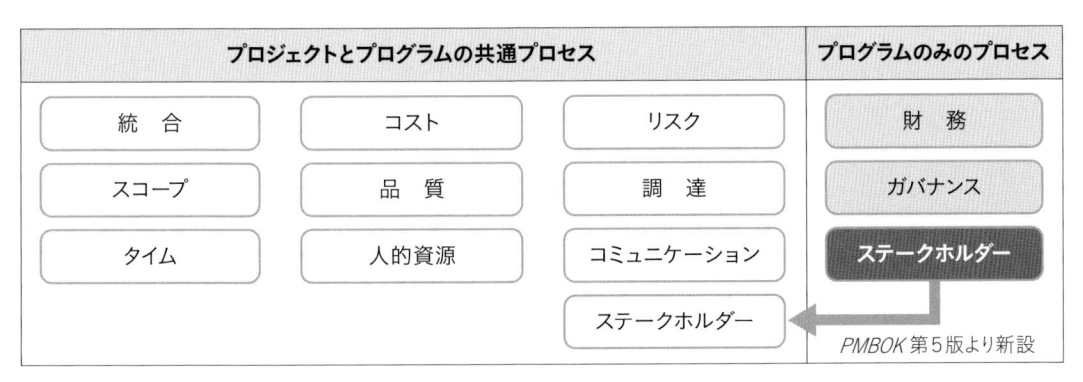

プログラムマネジメントのプロセスの推移は，プロジェクトマネジメントと同様に，「立ち上げ」から開始して，「計画」→「実行」→「終結」へと進み，それら全体を「監視コントロール」で監視を行いながら，必要に応じてコントロールを実施する．また，「計画」，「実行」プロセス群は一度のみ実施されるものではなく，必要に応じて修正が発生するため繰り返し実施される点もプロジェクトマネジメントと同様である．

プログラムマネジメントのプロセス群は，**図5-2**のとおりである．それぞれのプロセス群を確認するとプロジェクトマネジメントでも用いられていたプロセス群がほとんどであり，プログラムマネジメント独自のプロセス群としては，財務とガバナンスの2種類にとどまる．

プロジェクトとプログラムの共通プロセス			プログラムのみのプロセス
統合	コスト	リスク	財務
スコープ	品質	調達	ガバナンス
タイム	人的資源	コミュニケーション	ステークホルダー
		ステークホルダー	*PMBOK*第5版より新設

図5-2　プログラムマネジメントのプロセス

それではプロジェクトマネジメントのプロセス群と共通するプロセス群について，プロジェクトとプログラムのマネジメントの違いについて解説する．

プロジェクトで実施していた統合，スコープ，タイムなどのプロセス群は項目名こそ同じであるが，それぞれをプログラムのマネジメントとして実施するために内容はプロジェクトと異なる．例えばスコープのプロセス群は*PMBOK® Guide*では，プロジェクト目標を達成するための要求事項をステークホルダーから収集し，計画段階ではプロジェクトや成果物を特定するスコープを定義する．次にプロジェクトを実施するために，作業を要素分解してWBSを作成し，他のプロセスへ展開する．実行段階に入り成果物が完成すれば，受け入れプロセスを実施する．また監視コントロール段階では，スコープベースラインをもとにスコープの状況を監視し，必要に応じて変更をマネジメントする．

これがプログラムマネジメントになると，さらに上流工程あるいはハイレベルの視点から検討を実施する．プログラム目標はビジネスの要求事項やビジョンからプログラムに期待された広範囲な成果を検討し，ベネフィットの実現計画を策定する．要求事項においてもプログラムに対する要求事項と，プロジェクトやプログラムをまとめたコンポーネントの要求事項を取りまとめる．プログラムのWBSはプログラム内のプロジェクトで作成される作業を成果物の視点で分解し階層化したものである．またプロジェクトでは実施しないスコープの項目として，各コンポーネント間のマネジメントがある．監視コントロールはプロジェクトと同様なマネジメントとなる．

しかしその中で，コスト，品質，人的資源のプロセス群はプロジェクトと同様のプロセスでプログラムマネジメントを実施する．

5.1.4 プログラムマネジメントの特徴的なプロセス

プログラムマネジメントの特徴的なプロセス群としては，財務マネジメント，ステークホルダーマネジメント，ガバナンスがある．

単独のプロジェクトを扱うプロジェクトマネジメントとは異なり，プログラムマネジメントでは複数のプロジェクトや定常業務をまとめて扱うため，キャッシュフローなど，財務マネジメントが重要となる．財務の計画を立案し，プログラムのコストを見積もって予算化をする．また予算に対する資金調達を行ったり，財務の監視コントロールを行ったりすることで，コスト計画との差異を判別しコントロールするプロセス群となる．

ステークホルダーマネジメントは，*PMBOK® Guide*第4版まではコミュニケーションマネジメントの一部としていたが，第5版からは単独の知識エリアとして分割された．しかしプログラムマネジメントにおいては当初より，ステークホルダーマネジメントは単独の知識エリアとされている．これはプロジェクトよりもプログラムの方が，ステークホルダーを重視したマネジメントを必要とするからである．また，*PMBOK® Guide*第5版においても知識エリアとして独立をしたことは，今後，プロジェクトやプログラムにおいてもステークホルダーについてより重視して期待に応えるマネジメントをしていく必要があることを示唆している．

ガバナンスを徹底してプログラム全体を統括していくことは大変重要である．そのためにはプログラムマネジメントを開始する前に，プログラムのガバナンスを確保する方法や手続き，ベネフィットの評価項目，監査の頻度，課題などのルールを設定し，関係者と合意をしておくことが重要である．

以上のとおり，プログラムはプロジェクトより上位の視点で全体をマネジメントするために，プロジェクトでは必要とされなかった項目がプログラムマネジメントの特徴的なプロセスとして追加されている．

5.1.5 医療情報システムとプログラムマネジメント

一般に病院の情報システム導入担当者は導入前の構想段階からその役割を担う．導入後の運用処理やメンテナンスを含めた業務を担当する場合には，構想段階から具体的な要件をまとめる．その後，外部へ構築を依頼する場合は外部ベンダーに発注を行う．また，ベンダーから納入されるシステムがパッケージの場合は，パッケージに運用を合わせる部分もあり，業務プロセスの変更や処理担当の変更をともなう場合がある．このような場合には，構築と並行して業務プロセスを見直すプロジェクトが発生する．

またパッケージソフト導入の場合，現行の業務フローがすべてマッチするわけではないため，何らかの対策を講じてパッケージソフトを導入することとなる．コストを重視する場合は，運用を変更してカスタマイズを実施しない方法を選択するが，運用方法が他病院との大きな差別化要素となっているような場合は，そのままの運用を残してパッケージソフトの方をカスタマイズして対応する場合もある．

いずれの場合においても，何らかの変更が発生するため，業務プロセスの見直しや役割分担を変更するなどの検討が必要となる．このような場合には通常システムの構築とは別に業務プロセス改善プロジェクトや業務変革プロジェクトなどが並行して進むこととなる．このシステム導入プロジェクトと業務プロセス改善プロジェクト，構築後の運用方法の検討などを1つのプログラムとして進めることでベネフィットの最大化を目指すことができる．

参 考 文 献

- Project Management Institute（2009）「プログラムマネジメント標準 第2版」
- Project Management Institute（2008）「プロジェクトマネジメント知識体系ガイド*PMBOK® Guide* 第4版」
- Project Management Institute（2013）A guide to the management body of knowledge (*PMBOK® Guide*) – 5th edition
- 黒田知宏（2012）「医療情報システム」オーム社
- 清水基夫（2010）「実践プロジェクト＆プログラムマネジメント」 日本能率協会マネジメントセンター

5.2 ポートフォリオマネジメント

ポートフォリオという言葉は「紙挟み」や「書類入れ」の意味があることから転じて，金融資産の一覧表，事業や経営資源の集合などの意味ももつようになった．

またプロジェクトや情報システムにおいても，複数のプロジェクトおよび目的や特性が異なる情報システムを事業や経営の観点から包括的に扱う概念として，ポートフォリオという言葉が用いられるようになってきた．同様に病院経営や医療情報システムにおいても，複数のプロジェクトやプログラムをマネジメントするポートフォリオマネジメントを導入することは，病院組織の理念やビジョンを実現するための経営戦略を実行するうえで有効なマネジメント手法であると考えられる．

5.2.1 ポートフォリオマネジメントとは

ポートフォリオマネジメントとは，企業や事業の目標を達成するために，複数のプロジェクトやプログラム全体を効果的にマネジメントする手法である．ポートフォリオマネジメントでは，同一の目標や方向性をもったプロジェクトやプログラムなどを1つのコンポーネントとしてまとめて扱う．コンポーネントの推進（プロジェクトやプログラム）と企業の目標との整合性を確保して，企業の価値創出の最大化を図ることがポートフォリオマネジメントの目的である．

ポートフォリオマネジメントとプログラムマネジメント，プロジェクトマネジメントの関係は**図5-3**のとおりである．ポートフォリオマネジメントはプロジェクトマネジメントやプログラムマネジメントの上位に位置づけられ，組織の戦略計画と密接な関係にある．また，組織業務のマネジメントとプロジェクトに関わるマネジメントは，それぞれ対等の関係として執り行われ，業務が遂行されることとなる（**図5-3**）．

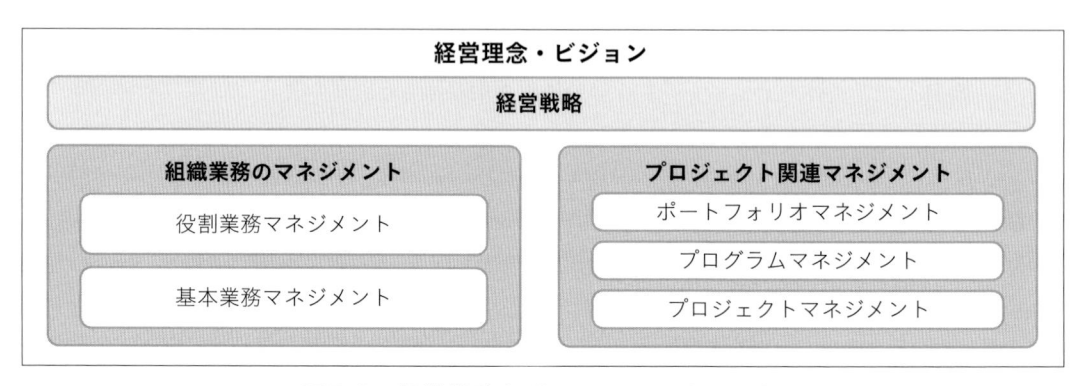

図5-3　組織業務とポートフォリオとの関係

5.2.2 経営方針および戦略とポートフォリオマネジメント

経営層は経営理念やビジョンをもとに，経営戦略や事業戦略を立案する．経営の方針や目標に沿った戦略に対して適切な投資を行い，戦略に沿った収益の回収サイクルが回転することで持続的な

事業経営が営まれる．したがって，プロジェクトやプログラムの上位層にあるポートフォリオマネジメントは，組織の戦略と整合性を保って実施をすることが重要となる．

ポートフォリオマネジメントを実施するためには，多くのプロセスを活用する．それらは，整合性がとれ，かつ優先順位の高いコンポーネントから，財務的な資源を提供したり人的資源を割り当てたりコンポーネントのリスク対応を行うことで，戦略目標を達成しやすくする．

(1) コンポーネントの評価

コンポーネントの優先順位を付けるには，コンポーネントの評価が必要となる．その評価には組織戦略との整合性が重要であることは前述のとおりであるが，それ以外にもさまざまな観点から評価を行う．一般的にはコンポーネントの規模や期間，ベネフィットの大きさを示す収益の増大や新規事業売り上げ，コスト削減などの費用対効果に基づいた評価項目がある．

医療業界の評価項目としては前述の評価項目にくわえて，医療の特徴的な評価項目として公益性や医療の質，医療安全などの項目が挙げられる．例えば地域医療連携に向けた情報交換では，公益性，公平性，地域包括性なども重要な評価項目となる．そのためには情報基盤の整備が必須であるのと同時に，患者IDの共有化，データの共有化，セキュリティの確保など事前に解決すべき課題もある．また医療の物流管理システムにおいては，必要な時に医療物品が欠品しているために治療ができない事態を避けなければならない．しかし経営面からは過剰な在庫も避けなければならない．十分な安全を確保しつつ適正な在庫とタイムリーな発注処理を実現する物流管理が効率的な病院経営に求められる項目の1つとなる．

これらの項目が医療業界におけるコンポーネントの評価項目として考えられる．

(2) ポートフォリオマネジャー

ポートフォリオマネジメントを推進するためには，ポートフォリオマネジャーとポートフォリオマネジメントチームが遂行を担当する．ポートフォリオマネジャーはコンポーネントの実績報告を分析し，進捗を確認し，戦略との整合性などの確認を行う．

ポートフォリオマネジャーは経営戦略と密に関わるため経営層との接点が多い．またポートフォリオがプログラムやプロジェクトの上位層にあることから，プログラムマネジャーやプロジェクトマネジャーとの接点も多い．さらに，財務的な資源や人的資源の調整も行うため財務関係部署や人事関係部署との接点も多い．したがって，ポートフォリオマネジャーに求められるスキルは，他部門との広い範囲のコミュニケーション能力にくわえて調整能力や交渉能力などが必要となる．

病院では組織の規模から考えて，経営戦略やプロジェクトの企画，プロジェクトの実施，推進までを同一の部署で実施することが想定される．このような場合には，プロジェクトマネジャーがプログラムマネジャーやポートフォリオマネジャーの役割を兼ねることが考えられる．したがって，病院関係のプロジェクトマネジャーはプログラムマネジャーやポートフォリオマネジャーの知識やノウハウなどを備えた上で，各部門との調整や交渉を実施することが望ましい．

5.2.3 ポートフォリオマネジメントプロセス

　ポートフォリオマネジメントのプロセスは，コンポーネント絞り込みプロセスと承認プロセス，監視コントロールプロセスから構成されている．またコンポーネントのリスクに対応するプロセスも並行して実施する構成となっている．

　ポートフォリオマネジメントのプロセス推移は**図5-4**のとおりである．現行の戦略計画をもとに，プロセスが直線的に順次進む構成となっている．

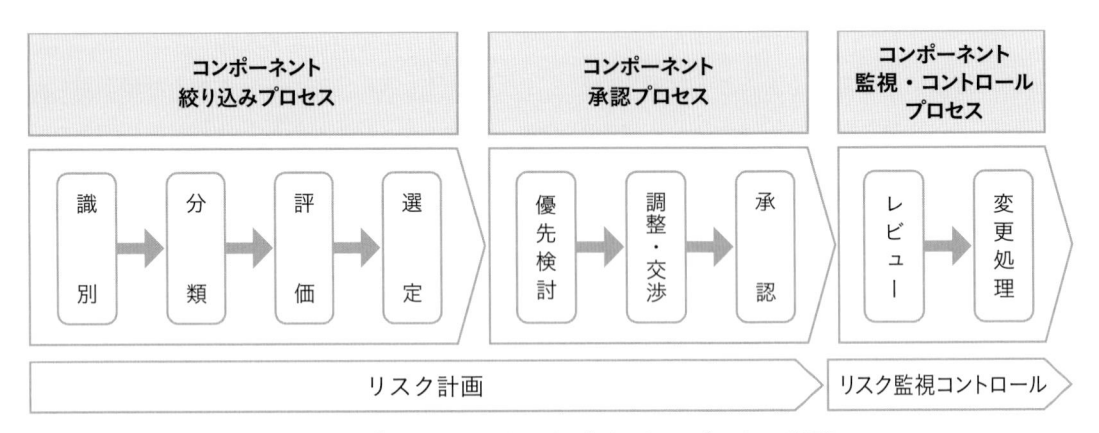

図5-4　ポートフォリオマネジメントのプロセス推移

　絞り込みプロセスは組織の戦略に対してコンポーネントの識別，分類，評価，選定などを行い，承認プロセスはコンポーネントの承認を得るとともにリスク計画を行うプロセスである．監視コントロールプロセスは実績，進捗，リスクなどの監視とコントロールを行うプロセスである．

　また整合プロセス群と監視コントロールプロセス群は，ポートフォリオガバナンスとポートフォリオリスクマネジメントの2つの知識エリアに分割される（**表5-1**）．ポートフォリオマネジメントのプロセスフローは**図5-4**ポートフォリオマネジメントのプロセス推移のとおりであるが，理解をしやすくするために，ポートフォリオガバナンスとポートフォリオリスクマネジメントに分けて解説する．

表5-1　ポートフォリオマネジメントプロセス

	整合プロセス	監視・コントロールプロセス
ポートフォリオガバナンス	コンポーネント絞り込みプロセス	ポートフォリオ実績とレビュー
	コンポーネント承認プロセス	変更処理
ポートフォリオリスクマネジメント	リスク計画 （識別，分析，対応計画）	リスクの監視・コントロール

(1) ポートフォリオガバナンス

　ポートフォリオガバナンスにおいて，最初に実施するプロセスはコンポーネント識別である．コ

ンポーネントを識別するためにはコンポーネントの定義が必要となる．定義する項目としては，戦略との整合性，規模，期間，ベネフィットなどがある．病院経営に対するコンポーネントの定義も同様に項目を検討するが，病院独自の項目を立ててもよい．識別条件として定義された項目を満足しないコンポーネントはポートフォリオの識別対象外となる．

　コンポーネントの識別後は，コンポーネントを分類するプロセスとなる．ここではまずコンポーネントを分類するために，収益増加，コスト削減，業務改革，業務改善，事業基盤整備などの項目を候補にカテゴリーを定義する．

　カテゴリーに分類した項目の中には，評価される項目も多く含まれている．評価項目の中には，定量的に評価できる項目もあるが定性的な評価をされる項目もある．しかし定性的な評価項目に対してもできる限り数値化して評価をする方が望ましい．例えば業務改善の効果を示す際に定量化が困難な場合は，期待できる成果を，大（5点），中（3点），小（1点），として数値化するなどの工夫が必要である．それぞれのコンポーネントを評価項目でスコアリングし評価を行うが，スコアリングの方法は評価の重要度や影響度が一律でない場合が多いため，評価項目に重みづけを行って実施する場合が多い．

　コンポーネントの評価が数値化されたら，次にコンポーネントの優先順位づけを実施する．優先順位を決定する方法としては，全コンポーネントをそれぞれ比較し評価の高い方にポイントをつけ，合計点の高いコンポーネントから優先順位を設定する方法から，評価と同様に基準に重みづけをつけて総合点で優先順位づけを行うなどさまざまな方法がある．それぞれの病院に適した基準を設けて実施をすることが望ましい．

　最終的に優先順位づけが完了したコンポーネントをもとに，成功の可能性とベネフィットの最大化ができる組み合わせを検討し，関係するステークホルダーと調整する．調整した最適案はポートフォリオマネジメントボード（委員会）から承認を得る．病院組織においては，経営陣の会議や重要事項を決定する委員会などが該当するであろう．

　承認されたポートフォリオと収集した貢献実績をレビューし，コンポーネントへの指示や提言などを実施する．また，途中で事業戦略が変更となった場合にはポートフォリオも更新を行う．以上の一連のプロセスがガバナンスのプロセスとなる．

(2) ポートフォリオリスクマネジメント

　ポートフォリオにもリスクマネジメントのプロセスがある．手順はプロジェクトやプログラムと同様に，リスクを識別し，リスクを分析し，リスクに対する対応策を検討するが，ポートフォリオに対する影響がリスクの対象となる．監視コントロールプロセスでは，識別したリスクの顕在化を追跡し，顕在化した場合には速やかにリスク対応策を実施する．また，新たなリスクの検出なども同様に実施するが，同様にポートフォリオが対象となる．

5.2.4　病院経営とポートフォリオマネジメント

　病院の経営戦略と整合性をとりながら情報システム導入を進めることは重要である．この点はすでに何度か述べてきた．しかし，病院の経営は事業の目的自体が一般の企業とは異なり，組織構造が複雑かつ専門分化していることから，全体最適の合意形成がとりにくい傾向が想定される．このような場合にはポートフォリオマネジメントを活用してベネフィットの最大化を目指す方法が有効であろう．ただし，ポートフォリオマネジメントの推進が病院組織の文化に大きく影響を受ける点には留意すべきである．したがってポートフォリオマネジメントを成功するためには，組織内でポートフォリオマネジメントの概念を浸透する必要がある．

　情報化プロセスの成熟度はCMMI（Capability Maturity Model Integration：能力成熟度モデル統合）により情報化プロセスの成熟度レベルを測ることができる．経営の成熟度はマルコムボルドリッジ賞や日本経営品質賞により経営の成熟度を測ることができる．ポートフォリオマネジメントも同様に組織内においてポートフォリオマネジメントの概念や必要性がどの程度理解されているかを測ることが重要である．前述の成熟度モデルでは，いずれも現状の成熟度レベルに応じて一段階ずつ着実に成長させていく活動が重要であり，現状とかけ離れた活動では組織成熟度の成長は困難とされている．

　病院内でプロジェクトやポートフォリオの必要性の理解や浸透が低い場合には，関連する組織から十分な支援が得られないことや，コンポーネントの変更承認がされても変更や変化に組織が十分対応できないことなどが懸念点として挙げられる．こうした懸念点を払拭（ふっしょく）する意味からもプロジェクトマネジメントやポートフォリオマネジメントの適用についての地道な啓もう活動が成功の重要な要素となろう．

参 考 文 献

- Project Management Institute（2009）「ポートフォリオマネジメント標準 第2版」
- Project Management Institute（2009）「プログラムマネジメント標準 第2版」
- Project Management Institute（2008）「プロジェクトマネジメント知識体系ガイド*PMBOK® Guide* 第4版」
- Project Management Institute（2013）A guide to the management body of knowledge （*PMBOK® Guide*）- 5th edition
- 清水基夫（2010）「実践プロジェクト＆プログラムマネジメント」日本能率協会マネジメントセンター
- 真野俊樹（2012）「入門　医療政策」中央公論新社

第6章 チーム医療，地域医療連携，医療介護連携はプロジェクトマネジメントの舞台

　医療現場においては，IT導入に限らず，いたるところにプロジェクトが発生している．入院治療自体もプロジェクトの定義に合致する（例えば入院治療は，入院日と退院日があり，患者さん1人ひとりの状態には独自性がある）ので，医療界はもともとプロジェクトマネジメントに対しては，整合性の高い世界だといえる．ただ，医療界にはプロジェクトマネジメントとしての体系的な知識や用語がきちんと紹介されていないのだろうと思う．いったん，デファクトのグローバルスタンダード（事実上の世界標準）のプロジェクトマネジメントの知識体系や，技術が入ってくれば，医療従事者にとって，それらはストン，ストンと腑に落ちるのではないかと思う．そして，これまで経験してきたことが言葉に置き換えられ，深い理解につながる．つまり，「暗黙知」としてとらえていた経験的なことが，明らかな「形式知」となり，伝達可能になる．

6.1　チーム医療，地域医療連携，医療介護連携に活用できるプロジェクトマネジメント手法

　医療がどんどん高度になり専門分化するにつれ，診療科の細分化や，新しい診療科も誕生する一方で，患者さんの側でも高齢化により複数の疾患をもち複雑な病態のことが多くなった．例えば，胃がんで手術を目的に入院した患者さんが，糖尿病や慢性呼吸器疾患を併存しているような場合も少なくない．このような時はチームを組む医療側においても，胃がんを担当する外科医だけでなく，内分泌内科医や呼吸器内科医の協力を必要とし，さらに麻酔科医，看護師，管理栄養士，呼吸器リハビリといった専門分野の協力も求められる．そのうえ認知症があったり，一人暮らしであったりすると，ケアマネジャーや，場合により民生委員や近所の人など，そのチームはさらに多くの関係者をまきこんだメンバーで対応することになる．患者さん本人や家族も含め，プロジェクト（治療）に関係するすべての人や組織をステークホルダーと呼ぶ．

　このようにチームを組んで治療にあたることは，プロジェクトマネジメントという言葉が入ってくる以前から医療現場では実際に行われてきたことであり，医療従事者たちは経験的にそのやり方を身につけてきたと思う．ただ，人によってやり方が少しずつ異なっていたり（属人的），経験的な部分を知識として後進にうまく伝えることができないということもあろう．また，ステークホルダーというプロジェクトマネジメントの用語や概念にも馴染みがなかったろうと思う．そこで，*PMBOK® Guide* のような多くの人の目を経てきた国際的なスタンダードに照らし合わせて，チーム医療をプロジェクトとしてとらえて整理していくと理解しやすい．

6.1.1 プロジェクト憲章と入院診療計画書

　医療法および医療法施行規則にある「入院診療計画書」は，入院1週間以内に発行されるように定められているが，この「入院診療計画書」がいわば「プロジェクト憲章」に相当すると考えてもよい．医療法による入院診療計画書の記載事項としては，

一　患者の氏名，生年月日及び性別
二　当該患者の診療を主として担当する医師又は歯科医師の氏名
三　入院の原因となった傷病名及び主要な症状
四　入院中に行われる検査，手術，投薬その他の治療（入院中の看護及び栄養管理を含む．）に関する計画
五　その他厚生労働省令で定める事項

になっているが，PMBOK® Guideにあるプロジェクト憲章の記載項目と照らし合わせてみるのもよい．実際に医療現場で使用する入院診療計画書とプロジェクト憲章の内容はよく似ている．プロジェクト憲章には表6-1のような項目が記載される．（　　）内には診療時に使用する用語を対応させて示した．

表6-1　プロジェクト憲章の記載事項

- プロジェクトの目的または妥当性（入院目的，手術適応の妥当性）
- 測定可能なプロジェクト目標および関連する成功基準(治療計画，検査内容，治療方法，入院期間など)
- 要約マイルストーン・スケジュール（主要な検査や治療の計画）
- リスク（主たる合併症など）
- 要約予算（入院費用の見積り）
- 承認要件（治療の成果を判断するための条件，治療の成果を判断する人，治療が完了したことを受入れる人）
- 任命されたプロジェクトマネジャー（主治医），その責任と権限のレベル
- スポンサーあるいはプロジェクト憲章を認可する人の名前（患者の署名）

　次に重要なのがステークホルダーのマネジメントである．患者さんと家族を中心にして医療チームが構成され，チームメンバー全員がステークホルダーになる．さらに患者さんの条件によっては介護ケアの担当者や福祉関係の人などもステークホルダーに含まれることもある．そしてステークホルダーの中には常時関わっている人もあれば，時々連絡するだけでよい人もあるだろう．こうしたことをきちんと認識したうえでステークホルダー登録簿を作成する．ステークホルダー登録簿には氏名，役割，連絡先などを記載しておく．そしてそれに従い，ステークホルダーの間で過不足のない連絡や情報提供・情報共有が計画的に，確実になされることが重要である（コミュニケーション計画）．ここでいうコミュニケーションとは，単に個人の間で親睦を深めるという意味ではなく，「必要な時に適切な範囲の人たちに適切な形で情報を配布する，あるいは受け取る」といった組織の中でのコミュニケーションのことを指す．そして，不必要な情報は与えないということにも注意

しておこう．こうしたことを，もれなく，無駄なく実行するためには，いつ，どのくらいの頻度で，どの範囲の人と，どのような形で情報をやり取りするかということをあらかじめ決めておくとコミュニケーションがうまくいく．プロジェクトマネジメントでは，これを「コミュニケーション計画」という．

ここで，あらかじめ「行うことを計画的に決めておく」形をとって医療を実践しているものとして，クリニカルパス（クリティカルパス）が思い浮かぶ．これこそ治療を行ううえで，医療の質を保ち，標準的医療を行うための計画書になっている．プロジェクトマネジメントの世界でクリニカルパスのような働きをする計画書をWBS（Work Breakdown Structure）と呼んでいる．両者は一見して非常によく似ている．

クリティカルパス・メソッドは1960年代に米国国防総省やNASAで育まれたプロジェクトマネジメント手法であり，クリティカルパス・メソッドの中心的な技法とされているのがこのWBSである．そしてWBSは現在でもプロジェクトマネジメントの最も重要な「キモ」の1つとされている．医療の世界にクリティカルパス・メソッドが紹介されたのが1980年代．医療はプロジェクトマネジメントの概念や手法を用いることのできる親和性の高い領域と考えてよいと思う．

6.1.2 クリニカルパス（クリティカルパス）とWBS

「クリニカルパス」は，現在でも医療現場の半数近くの人には「クリティカルパス」と呼ばれており，行政用語としてもクリティカルパスが使われている．前述のとおり，クリティカルパスはプロジェクトマネジメント業界の用語であり，プロジェクトの進捗を支配するプロセスの連続をいう．そして，それらのプロセスをPERT図（Program Evaluation and Review Technique）で示し，プロジェクト完了までにかかる最短時間を決定することができる．クリティカルパス・メソッドが開発された当初より，この技法を使うためには以下のことが必要とされていた[1]．

1. プロジェクトを完遂するための全アクティビティのリスト
2. それぞれのアクティビティを完了する期間
3. それぞれのアクティビティの関連
4. 各マイルストーンとその成果物

これらの項目は，現在ではすべてWBSの構成要素に含まれている．医療の世界に取り入れられたクリティカルパスは，その後，診療業務のリストとして独自の発展をしてきた．そして，WBSで言うところの「アクティビティ」は「診療行為」として理解され，アクティビティの完了のための時間との関係は「日めくりチャート」の中に表現され，マイルストーンごとの成果物は「それぞれの診療行為のアウトカム」として理解されている．プロジェクトマネジメントの世界では，このWBSがどんどん発展を遂げており，その進歩した理論を再び医療現場のクリニカルパスに追加して採り入れるのもよいだろう．そうすることによってクリニカルパスのアクティビティが体系的に

漏れなく分解でき，さらにRAM（Responsibility assignment matrix；責任分担表）を付加することにより作業担当を明確化できる．さらにアクティビティを「構造」部分と「プロセス」部分に分類することにより，「アウトカム」や「バリアンス」の原因の分析がより詳細に正確に行えるようになると思う．バリアンスの原因には診療プロセスによるものばかりではなく，構造部分（人，材料，機器，設備）によるものもある．プロジェクトマネジメントメソッドを利用すれば，こうした原因分析も明確になってくる．

　プロジェクトには大きく分けて3種類のタイプがある．1）ビルや橋あるいは情報システムを構築するような「物を作る」プロジェクト，2）コンサートを開くような「サービスを提供する」タイプのプロジェクト，3）入試や医療のように「結果・成果」を求めるプロジェクトである．そして，WBSはそれぞれプロジェクトのタイプに合わせて作成方法が幾分異なる場合もある．つまり，1）のようなモノづくりでは，プロジェクトの作業を全体（上位）から順にブレークダウンして詳細にしていく方法が一般的であり，2），3）のサービス型や結果型のプロジェクトでは逆に，個々の作業を列記し，網羅的・ボトムアップ的にWBSを作成していく方法が分かりやすい．確かに，入院治療は医療サービスを提供し治療結果を求めるタイプのプロジェクトになるので，個々の作業を日めくり的に網羅的に並べてクリニカルパス（WBS）を作成していく場合がほとんどであろう．しかし，それにとらわれることもないので，一度思いきって上位から作業分解してみてはいかがだろう．アクティビティ（診療行為）の漏れを防ぐことができると思う．プロジェクトマネジメントの世界で進化したWBSの作り方をもう一度医療の現場に応用してクリニカルパスを作成してみるのもよいだろう．

　また，WBSを作成することによって，以下のようなことが分かるとされている．クリニカルパスにおいても同様の見方をすることができる．

- **必要な作業をもれなく実行動レベルにまで分解できる**
　　初めてその診療行為を見た人でも，さっと行動に移せるように明確に記述する．
- **期間や，コストの見積りができる**
　　その診療行為を行うのにどのような人（どのくらいの技能をもつ人）が何人で何時間かかるのか，どんな物を使うのかといったことを見積もることによって，入院期間やコスト全体を見積もることができる．医療は変化がつきものであるから，こうした見積りをすること自体に大きな意味をもたないという考えもあるが，それでも基本的なベースラインをもって比較していくこと（ベンチマーク）は重要である．
- **作業のリスクが予測できる**
　　その診療行為自体がもつリスクや，どのような人がその行為を担当するのかということによってリスクが見えてくる．事前に把握したリスクに対しては，回避・転嫁・軽減・受容といった対応をとることができる．
- **パフォーマンスを測定し管理できる**
　　診療のパフォーマンスに関わる指標を立てることによって医療の効率を測定することができ

るようになる．測定できるようになればコントロールできるようになり，改善が可能になる．

- **品質を測定し管理できる**

クリニカルインジケータや安全に関する指標を立てることにより，医療の質を測定することができるようになる．この時，アウトカム指標だけでなく，それぞれ，構造の指標，プロセスの指標を立てておくことによって，アウトカム指標の変動の原因を推測することができる．測定できるものは改善できる．つまり，指標を立てて測定可能にすることによって医療の質を改善することができるようになる．適切な指標を選ぶことが大事である．また，絶えず注意しながら現実を反映する指標に変更していくことも重要である．

6.1.3 地域連携パスとステークホルダー

地域医療連携あるいは地域包括医療という言葉をよく耳にするようになった．従来は，1つの病院内で一連の医療行為が行われる「病院完結医療」が多かったが，それぞれの病院の機能や役割分担を明確にして，地域の病院や診療所が自らの機能を分担し，お互いに補完の関係を築くことによって，地域の中で医療を完結していこうという地域包括医療の考え方になってきた．このとき必要なのが，地域の医療機関の間での患者さんの医療情報の共有である．医療機関だけでなく，介護施設や行政などとの連携や情報共有も必要になる．こうして，患者さんを取り巻く医療プロセスの連続を1つのプロジェクトとしてとらえることができる．この場合に使用するクリニカルパスは，ステークホルダーの抽出，コミュニケーション計画の作成，実際の医療・介護サービスを作業分解した広い領域のクリニカルパスとして作成する必要がある．これが地域連携パスになる．作成の方法は基本的には同じであるが，範囲，規模が大きくなるので，作業分解やステークホルダーの抽出を間違えないよう確実にし，*PMBOK® Guide*に記述されているように，新たなクリニカルパスを作成する場合も，これまでのノウハウを資源として再利用すればよい．このとき，作業分解を行うためのツールとしてDMM（Diamond Mandala Matrix）を使うのもよいだろう．DMMはDFD（Data Flow Diagram）を作成するツールとされているが，作業分解にも応用できる強力なツールである．DMMの詳細は経済産業省のホームページ[2]を参照いただきたい．

ステークホルダー間で患者情報を共有するためにはコミュニケーションが重要である．「必要な時に，必要な情報を，適切な範囲のステークホルダーに，適切な形で提供する，あるいは得る」というコミュニケーションの基本に従い，それを計画的に行うことのできるコミュニケーション計画を立てておくことが重要である．このとき，それぞれのステークホルダーにおいては，プロジェクト（診療）についての関心が異なるということ，また，プロジェクトのプロセスによって関心は変化するということをあらかじめ念頭に置いてクリニカルパス（WBS）を作成するとよいだろう．

前述のとおり，WBS作成時にはリスクも見えてくる．そして，抽出できたリスクに対しては，あらかじめ対応を考え，手を打っておく．*PMBOK® Guide*にはこうしたリスクマネジメントのノウハウについても体系的に知識として記載してあり，「患者安全」のみならず，患者さんを取り巻くさまざまな不都合の発生を予測し，準備しておくことができるようになる．

6.2 非営利組織・医療組織におけるプロジェクトマネジメントとリーダーシップ

いかなるプロジェクトも「目的（Goal）」が重要であり，その目的に沿って「プロジェクト憲章」が立てられる．したがって，医療の目的が何か，さらにその医療組織独自の目的が何か，ということを明確にしておかなければ，プロジェクトは成り立たない．製造業などの一般企業の共通の目的は「利益を上げ，投資家に再配分する」こと（だけではないが）なので明確である．ところが医療は一般企業とは目的が異なる．利益の再配分も法律で禁じられている．医療における目的とは，おおよその医療機関で共通するのが，医療サービスを継続的に提供すること，医療の質を向上させること，医療の安全を確保し高めること，そして，医療の効率を上げ効果的な医療を行うこと，といったところであろう．そして，各病院の立ち位置によってもそれぞれの目的は幾分異なってくるはずである．

6.2.1 非営利組織のフラットな構造を支えるもの

非営利組織の代表として病院，学校，刑務所などの施設がある．こうした施設では，職員の扱う対象が「モノ」ではなく，直接「人」を扱うことになるので，職員の側もおのずからフラットな関係になってくる．組織の構造がフラット化するには，情報の共有が必要条件となる．ここに，組織的なコミュニケーションの必要性が発生してくる．しかも，漏れなく手落ちなく計画的になされることが求められる．医療組織でそれを見事に行った病院がある．創立当時のMayo Clinicである．2人の医師Mayo兄弟をトップとするフラットな診療部門の構造とし，毎日，各科の担当医師たちから直接Mayo兄弟に報告をするといった方法をとった．これによって，医師間の密な情報共有が生まれ，今のMayo Clinicの礎を築いたといわれている．

6.2.2 フラットな構造の専門職集団の中でのチーム運営

創立当時のMayo Clinicでは，Mayo兄弟と各担当医師は，1対1のフラットな関係だったが，現在の医療現場におけるチーム医療では，多職種の専門家から成るチームで診療が行われるため，そのチームのマネジメントは単純ではない．現場を見ていると，確固としたリーダーが居て，そのチームをぐいぐい先導しているようにも見えない．形式としては，患者さんを中心とした入院治療の医療チームにおいては「主治医」が患者さんと治療方針を決め，その医療チームのリーダーを務めることになるのだが，それがうまい医師もあればそうでない医師もあり，場合によっては看護師がチームをリードしている場合もある．しかし，いずれにしても医療の現場では，世にいう「カリスマリーダー」のような人がぐいぐいチームを引っ張っていくような形態ではなさそうである．むしろそれよりも，多職種専門家のチームが動きやすいようにリード（段取り）するのが大切なように見える．これがサーバント（servant；執事）タイプのリーダーシップであり，医療現場にフィットする形のリーダーシップのように思う．例えば従来より，医療の現場では他科の医師に受診依頼を出す場合には，○○先生「ご侍史」とか「ご机下」と宛名を書いたり，「ご高診宜しくお願い申

し上げます」などと，一般には使用しないような言い回しが伝統的に使われ続けている．これらも一種のサーバント的な発想なのかもしれない．

6.2.3 医療組織において想像されるプロジェクトマネジャー像

　さて，医療現場におけるプロジェクトマネジャー像を考えるとき，チームを構成している多職種専門家のメンバーの中で，皆が動きやすいように段取りを行い，目的とする成果を得るといったマネジメントを行う能力，技術が求められているように思う．マネジメントと，リーダーシップは基本的には別物と考えられている[3]．医療現場に求められるマネジメントの知識とスキルとしては，ステークホルダーマネジメントとコミュニケーションマネジメント領域をしっかり押さえ，リーダーシップとしてはサーバントタイプの心遣いを身につけ，医療のプロフェッションから成るチームを動かし，患者さんの目的とする治療成果にたどり着くようにコントロールしていく．これが医療組織におけるプロジェクトマネジャー像のように思える．

　医療現場でIT導入のプロジェクトのマネジャーとなった時も，同じような知識とスキルが求められると思う．医療従事者の特性をよく知り，ステークホルダーマネジメントの知識とスキルを磨き，コミュニケーションマネジメントを身に着け，WBSをしっかり作成し，あらかじめリスクを抽出しながら，自分自身の中にはサーバントタイプのリーダーシップを育成する．こうしたことが医療組織の中でプロジェクト（チーム医療）を成功させるキモであろう．そして，それらの体系的かつ実践的な指針の1つとして，プロジェクトマネジメントのバイブルと呼ばれている*PMBOK® Guide*を参照されることをお勧めする．

参 考 文 献

1) Armstrong-Wright, MICE, A. T. *Critical Path Method: Introduction and Practice.* Longman Group LTD, London, 1969
2) 機能構成図（DMM）；EAポータル，経済産業省ホームページhttp://warp.ndl.go.jp/info:ndljp/pid/286890/www.meti.go.jp/policy/it_policy/ea/gaigai/product/dmm/
3) Kotter, J. P.; What leaders really do. *Harvard Business Review, 68,* p.103-p.111. 1990

Column10：医療プロジェクトにおけるステークホルダーマネジメントの注意点

　プロジェクトマネジメントの国際規格ISO21500の基となった米国プロジェクトマネジメント協会が発行している*PMBOK® Guide* 第5版では，ステークホルダーマネジメントが新たに独立した章となった．それだけステークホルダーマネジメントが単体のプロジェクトマネジメントにおいても重要であることが認識されたわけである．

　プロジェクトは時間の経過とともに累積投資金額が大きくなり，単位時間当たりでは実行段階で大きくなる傾向が一般である．同様に，リスクは左から右に向って下るすべり台型のカーブを描き後半は裾野のようになだらかになるといわれている．しかし，医療組織は緩やかなマトリックス組織を形成しているためにステークホルダーの影響が大きく，これとは異なる挙動を示すことがある．典型的な例としてはプロジェクトの最終段階で思いがけないステークホルダーが登場し，プロジェクトを危険な状態に追い込んでしまうことがある．具体的によくある例は，リハーサルで苦情とともに仕様変更の検討を始める担当者，仕様を聞いていないと頑なに拒むユーザーなどがある．一般企業であれば職務権限違反に問われかねない言動でも，医師と他の職員では権威勾配があり，また，院長といえども医師集団の1人でしかない場合もあり，統制が利かないことがままある．

　そもそもシステム導入の決定事項が，例えば「電子カルテの導入」と漠然としており，何のためにシステム導入するのかが不明瞭なままプロジェクトがスタートする病院組織は少なくない．スコープが明確でないだけに，「なになにすべき論」，「せっかくやるなら論」，「現状の何が悪いのか論」など，かまびすしいだけでその結果スコープが少しずつ肥大化するスコープクリープとなっていく．スコープクリープは，工期・費用・品質を大きく傷つける．スコープクリープに至らない場合は不発弾となり，情報システムの稼働日が迫ってからマスター作成で妥協の産物が作られ，最悪稼働後も使われない（そっとしておく）ことになる．挙句に，先ほどのように最終段階の稼働1カ月前ぐらいに火の手が上がり，マスター整備などシステム導入に関わっている人からも賛同の声が上がると収拾がつかなくなり，情報システムの稼働延期，最悪中止と追い込まれる．

　では，どうすれば良いのだろうか．まずは基本に立ち戻り，プロジェクトマネジメントを形骸化せずにリソース（ヒト・モノ・カネ）の確保，計画を段階的に詳細化すること，そして利用者に周知するためのコミュニケーション活動の計画と実行がステークホルダーマネジメントでは重要である．筆者の組織では，PM以外にPMO（Project Management Office）を置いている．PMOはPMを支援する組織で，組織により役割が異なる．そして，テンプレートを含むドキュメント管理・リスク管理をPMOに分掌している．ステークホルダー特定，リスク特定をプロジェクト専任の人間が特定し対処することは想像以上に難しいために，PMの業務軽減を狙いとして業務を分掌している．なぜならば人間には限界があり想定外が生じることと，当事者が人的なバイアスを逃れるのは至難の業であるからである．もし，あなたの組織に人材がいないなら，信頼できるコンサルタントに依頼し，プロジェクトの進行とともにコンサルタントのスキルを吸収することが望まれる．

参考文献

・Project Management Institute（2013）A guide to the management body of knowledge (*PMBOK® Guide*) - 5th edition

Column11：情報システム導入手順に潜む問題～あなたは気づいていますか？～

　多くの医療機関で行われている情報システム導入，例えば電子カルテ導入の手順は以下のようなものではないだろうか．
① 電子カルテシステムを販売している主だったベンダー数社から資料を集めそれぞれの情報システムの特徴を比較検討する．
② カタログ的にはすべての内容を把握できないため担当者を呼んで詳しい説明を求める．時には一同に会してプレゼンテーションを求めることもあるだろう．
③ 情報システムごとの機能比較表を作成し，同等でないにしてもそれらしき機能をピックアップし，できる，できないを判定する．
④ 医療機関が求めている機能を満たす情報システムを2社程度候補として決定する．
⑤ すでに導入済みの他施設を見学する．
⑥ ベンダーを選定する．
⑦ 情報システムに反映すべく業務分析つまり"ベンダーによる"現地調査が行われる．（ベンダーの提示した機能が今の業務に使用できることを確認することが目的）

　ごく普通の手順のように思われるかもしれないが，ここにはさまざまな問題が潜んでいる．
　①～③では情報システムの機能を検討しているが，実際にそれぞれの医療機関で求めている機能をどの程度満たすものなのかは稼働していないので想像でしかない．機能を説明する文書や担当者の説明で判断するしかなく，情報システムが完成してから後悔することも少なくない．
　そのため⑤で他施設の見学も実施しているが，自施設とまったく同じ条件でない，つまり施設ごとに背景となる設備や環境が異なるためどの程度参考になるか疑問が残る．
　さらに⑦で業務分析を実施しているが，これは現状の業務の流れに情報システムを導入した場合に不都合がないか，つまり現状の業務に情報システムがマッチしているかを見ているだけであって，現状のどこに問題があるか，その問題を情報システムが解決できるか，を見ているわけではない．本来，業務における課題を解決するために情報システムを導入し，導入したことによって業務の流れも当然変わるはずである．しかし，この手順では現状の業務に情報システムを合わせようとしているということにだれも気づかないことは少なくない．
　では正しい情報システム導入手順とはいかなるものか．それは本文を参照願いたい．

Column12：要件定義の要（かなめ）とは

要件定義を進めるうえにおいては，以下の4項目について留意すべきである．

1. 現状分析，課題の抽出
2. 優先順位
3. 例外処理の削除
4. 部分最適でなく全体最適

現状分析，課題抽出：業務遂行に当たって何が問題になっているのか，ボトルネック，重複しているプロセス，無駄なプロセスなどを洗い出す．そのうえで，情報システムで解決可能かどうか，情報システムで解決することが妥当かどうか，を真剣に考える．問題解決された状態（to be）と現状（as is）を想定し，このギャップを埋めるために情報システムを導入する，という意識を持つことが肝要である．

優先順位：予算が無限大にあれば，できることすべてを情報システム化すればよいのだが，現実は限りある予算を有効的に配分する必要に迫られる．情報システム化すべき項目に優先順位をつけて対応することが求められる．

例外処理の削除：年に一度や二度の頻度でしか起こらない項目までも強いて情報システム化する必要性があるかのどうかを精査する．もし運用でカバーしても特に問題がないということであれば，あえて情報システム化する必要性はない．予算は有限である．

部分最適でなく全体最適：情報システム会議には部門の代表者が出席することが多い．部門を代表してきている以上，部門の利益を最優先して考えてしまうということはある程度仕方のないことかも知れない．しかし，部門ごとにそれぞれの立場を主張し合っていては，出来上がる情報システムはまったく方向性を失い，十分に機能しない．組織のミッションをお互いが共有し，あるべき姿に向かって部門の利益を越えて協力する姿勢が大事である．

Column13：CCPM（Critical Chain Project Management）

夏休みの宿題は8月31日間際にならないとしないというのは皆さんも経験がおありだろう．締切日を設定すると締切りぎりぎりまで作業を開始しないというのは「学生症候群」と呼ぶそうである．プロジェクトはそもそも有期的で期限が設定されている．当然開始日もありWBSも作成するので一概にこの症状に陥るとは言い難いかもしれないが現実的にはよく経験する．

また，与えられた資源は最大限使い切ろうとする人間の心理を「パーキンソンの法則」というらしい．資源とはヒト・モノ・金などがあてはまるのであろうが期限も同様である．設定された期限は余裕があっても最大限使い切るというが人間の性格である．

通常スケジュールマネジメント的にはWBSを作成し細かいタスクごとに期限や資源の割り当てを行う．タスクごとにある程度の余裕（バッファ）を設けて調整を可能としている．しかし上記2つの人間の性格からしてバッファがあるとそれをどうしても使おうとしてしまう．CCPMではタスクは本当にぎりぎりの時間，つまり何事もなければ達成できる時間にする．タスクはできるだけシンプルに，つまり1つの作業に集中できるようにしておく．そしてタスクごとのバッファは極力削る代わりにタスクの繋がりの最後にまとめてプロジェクト・バッファという形で設ける．

進捗はガントチャートではなく，縦軸にバッファの消費率，横軸に進捗率をプロットした「バッファ傾向グラフ」を用いる．バッファ消費率が高い場合はそこに集中的に資源を投入する．プロジェクトマネジャーはさまざまな進捗報告を受けるのではなくこのグラフのパターンを注視しマネジメントする．担当者は自身のタスクにのみ集中すればよい．

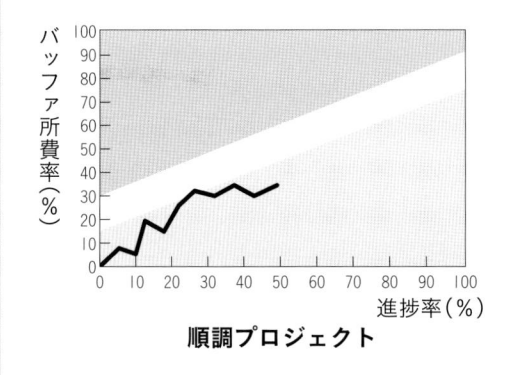

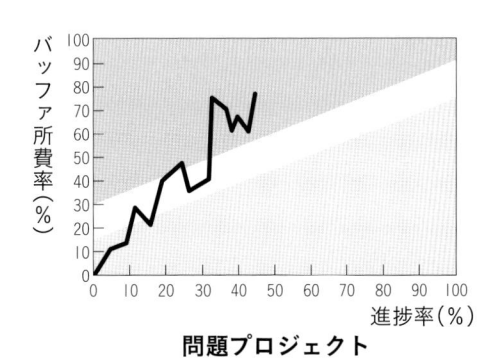

図　バッファ傾向グラフ

レッドエリアのプロットが多いほどバッファをより消費している．PMはこのタスクに対して集中的に資源を投入しプロジェクトを管理する．このグラフはグラフのプロットが立ってきたときにバッファを消費していると判断しそのタスクに集中的に資源を投入する．視覚的にもわかりやすい．

最近CCPMで成功を収めたプロジェクトが話題になっている．注目すべき手法である．

Column14 : PFI（Private Finance Initiative）

　先日8カ月になる娘の予防注射のため以前勤めていた市民病院を訪れた．小児科の待合室で順番を待っているとそこに突如現れたのは着ぐるみのマスコットキャラクタ．持参のラジカセのスイッチを入れ踊りだした．この市民病院は平成21年に地方独立行政法人として生まれ変わった．その際30年契約でPFIを導入した．着ぐるみのマスコットはただでさえ緊張した子どもたちに和みをもたらせてくれた．以前の市民病院では想像もできないサービスでこれがPFIによる民のノウハウかとある意味感心させられた．

　PFIとは1992年にイギリスで生まれた行政改革の手法で，道路や空港などの公共施設のインフラ整備に民間の資金やノウハウを導入し公の財政負担を軽減しサービスの向上を図ろうとするものである．平成11年から導入が始まり平成25年3月現在でおよそ420例の導入事例がある．病院事業においても20例近くの実績があるが，本体業務である診療業務そのものは医療法等の制約から行政側が担当し，PFI事業を担う民間主体の特殊目的会社（SPC：Special Purpose Company）は，医療法施行令で定められた検体検査や清掃・リネンといった8業務，医療事務，物品・物流管理などの医療関連業務，医療機器や医薬品そして今回取り上げた医療情報システムの調達業務，維持管理といった診療の周辺業務に制限される．このように診療業務は行政，診療周辺業務はSPCと運営主体が同じ病院の中で分離して存在しており非常に複雑な仕組みである．このため両者の密接な連携が重要になるがなかなか難しいようである．

　いち早くPFIを導入した病院の中には当初の見込み通りの実績が残せず，やむを得ずPFI契約を打ち切ったところもあり，病院におけるPFI事業の難しさを露呈した．これを反省材料に病院PFI事業は様々な改良が加えられているところである．PFIは20年以上の長い契約であり正確な評価をするにはまだまだ早いと考えられるが，民間のノウハウを経営や医療の向上に生かすという本来の目的が目に見える形で実現されるにはまだまだ時間がかかりそうである．

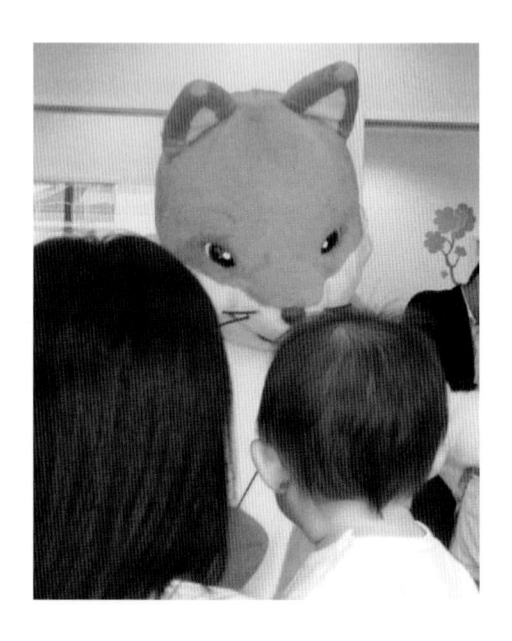

索引

あ
アーンドバリューマネジメント 56
アウトカム 134
アウトカム指標 135
アクティビティ 18, 19, 133
暗黙知 21

い
依存関係 44
5つのプロセス群 6, 8, 15
一般競争入札 91
イニシエーター 23, 25
医療介護連携 131
医療情報技師 113

か
開始－開始関係 44
開始－終了関係 44
開発委託SLA 114
回避 86
外部依存関係 44
外部設計フェーズ 114, 116
瑕疵 95
カスタマイズ 116
価値 106
ガバナンス 124
カリスマ 136
監視コントロールプロセス群 16, 19
ガントチャート 48

き
機能型組織 9, 10, 11, 12
機能要求仕様書 110
脅威（マイナスのリスク） 86
強制依存関係 44
業務フロー 111

く
クラッシング 47
グリッドモデル 97
クリティカルチェーン法 47
クリティカルパス 46, 133
クリティカルパス法 47
クリティカルパス・メソッド 133
クリニカルインジケータ 135
クリニカルパス 133

け
計画プロセス群 16, 17
軽減 87
形式知 21
係数見積り 46
継続的改善 118
検収 95

こ
好機（プラスのリスク） 87
構造の指標 135
コストパフォーマンスベースライン 55
コストベースライン 26
コミュニケーション 112
コミュニケーション計画 132, 135
コミュニケーションコントロール 76, 77
コミュニケーションマネジメント 74
コミュニケーションマネジメント計画 74, 77
コミュニケーションマネジメント計画書 74, 75
コロケーション 70
コンポーネント 124

さ
サーバント 136
差異分析 48
財務マネジメント 124
作業範囲記述書 94
三点見積り 46

し
資源ブレークダウンストラクチャー 45
資源平準化 47, 49
実行プロセス群 16, 18
シナリオ 109
終結プロセス群 16, 20
10の知識領域 6
終了－開始関係 44
終了－終了関係 44
主治医 136
受容 87
情報提供依頼書 92, 107
職能別の部門 12
人的資源マネジメント 66
人的資源マネジメント計画 66, 71, 77
人的資源マネジメント計画書 66
診療行為 133

す
随意契約 91
スクラッチ開発 91, 112
スケジュール短縮 47, 49

スケジュールネットワーク分析 47	段階的詳細化 6, 16, 18	**ひ**
スケジュールベースライン 26, 48	**ち**	非機能要求仕様書 110
スコープクリープ 33	地域医療連携 69, 131, 135	ビジョン 104
スコープベースライン 26	地域包括医療 135	日めくりチャート 133
ステークホルダー 96, 131, 132	地域連携パス 135	ヒヤリ・ハット 65
ステークホルダーエンゲージメント 77, 100	チーム医療 131	病院完結医療 135
ステークホルダーエンゲージメントコントロール 101	調達契約 93	評価 118
ステークホルダー登録簿 75, 90, 96, 98	調達コントロール 93	評価系 118
ステークホルダー特定 96	調達作業範囲記述書 92	評価指標 118
ステークホルダーの関与レベル 99	調達実行 92	品質コスト 61
ステークホルダーマネジメント 96, 124	調達終結 94	品質尺度 61
ステークホルダーマネジメント計画 99	調達マネジメント計画 90	**ふ**
ステークホルダーマネジメント計画書 100	調達マネジメント計画書 90, 92, 95	ファストトラッキング 8, 47
スポンサー 23, 25	**て**	不確実性 16, 18
せ	提案依頼書 92, 107	プレシデンスダイアグラム法 44
成果物 6, 8	データ移行 117	プログラムマネジメント 120
セイリエンスモデル 97	転化 86	プロジェクト 4
世界貿易機関政府調達協定 91	**と**	プロジェクト型組織 10, 11
責任分担表 134	ドキュメント 114	プロジェクト完了報告書 20, 21
戦略 105	ドキュメント管理 114	プロジェクト憲章 17, 20, 23, 24
そ	独自性 4, 5, 8, 9	プロジェクト作業の監視コントロール 28
総合評価基準 92	特性要因図 61, 63	プロジェクト作業の指揮マネジメント 27
総合評価方式 91	**に**	プロジェクト作業範囲記述書 24
総合評価落札方式 92	ニーズ 107	プロジェクトスケジュールネットワーク図 48
統合マネジメント 23	入院診療計画書 132	プロジェクトチーム編成 68
操作研修 117	入札招請書 92	プロジェクトチャーター 24
属人的 131	任意依存関係 44	プロジェクト調達マネジメント 90
た	**は**	プロジェクトのライフサイクル 23, 76
代替案分析 45	バーチャート 48	プロジェクトフェーズ 6, 7, 8
立上げプロセス群 16, 17	バーチャルチーム 69	プロジェクトマネジメント 5
	パッケージ 116	プロジェクトマネジメント計画 25
	パッケージ利用 91	
	パフォーマンスレビュー 48	
	バリアンス 134	
	パレート図 63	

144

プロジェクトマネジメント計画書 18, 19, 20, 25, 77	**ら**	**I**
プロジェクトやフェーズの終結 30	ラグ 44, 47, 49	IFB 92
プロジェクトライフサイクル 6, 7, 8	**り**	**P**
プロセス 15	リーダーシップ 136, 137	PACS（Picture Archiving and Communication Systems） 51
プロセスの指標 135	リード 44, 47, 49	PDCAサイクル 16
	リスク 81	PERT図 133
へ	リスク登録簿 90	PMO 113
ベネフィットマネジメント 122	リスク特定 84	PV 56
変更管理 116	リスクの顕在化 87	
変更管理委員会 30	リスク評価 84	**Q**
	リスクブレークダウンストラクチャー 82	QC7つ道具 61
ほ	リスク分析 84	
補完の関係 135	リスクマネジメント計画 82	**R**
ボトムアップ見積り 45	理念 104	RAM 134
		RFI（Request for Information） 54, 92, 107
ま	**る**	RFP（Request for Proposal） 36, 92, 107
マイルストンチャート 48	類推見積り 46	RFQ 92
マスタ 117		RIS（Radio Information System） 51
マトリックス型組織 10, 12	**わ**	
マネジメント 137	ワーキンググループ会議 35	**S**
	ワークパッケージ 33	S-F関係 44
み		SLA 114
ミッション 104	**A**	SOW 92
見積り依頼書 92	AC 56	S-S関係 44
	C	**U**
も	CCB（Change Control Board） 30, 34	UML 111
目的 104		
目標 104	**D**	**W**
モンスター 101	DFD 135	WBS 18, 33, 133, 134
	DMM 135	What-ifシナリオ分析 47, 49
ゆ		
有期性 4, 12	**E**	
	EV 56	
よ		
要員マネジメント計画 70	**F**	
要求事項 92	F-F関係 44	
要求仕様書 109	Fit & Gap 112	
要件定義 106	F-S関係 44	
予備設定分析 46		

[編著者紹介]

PMI日本支部医療プロジェクトマネジメント研究会：
PMI日本支部内に2010年4月に誕生．医療業界だけでなく，広い業界からプロジェクトマネジャーを集め，多業種の視点で医療プロジェクトマネジメントの特徴を明らかにしつつ，医療にふさわしいプロジェクトマネジメントの形を研究している．医療情報システム開発・導入プロジェクトの実践的研究から開始し，現在は臨床研究・治験などのプロジェクトマネジメントにも研究領域を拡大している．

[執筆者紹介]（執筆順）

宮原　勅治（みやはら　ときはる）toki@miyahara.vc
PMI日本支部医療プロジェクトマネジメント研究会代表，PMI日本支部関西ブランチ副代表
京都大学大学院医学研究科外科系専攻修了，神戸大学大学院経営学研究科修了
川崎医療福祉大学 医療福祉マネジメント学部 教授
川崎医科大学医療資料学 准教授，川崎医科大学附属病院 医療資料部 副部長
日本医療情報学会評議員，プロジェクトマネジメント学会，日本情報経営学会，日本外科学会，日本消化器外科学会，日本食道学会ほか
医学博士，MBA，PMP，ITコーディネータ，医業経営コンサルタント，上級医療情報技師ほか．
監修・翻訳『EHR実践マニュアル』（篠原出版新社 2009年），共著『入門医業経営指標』（JAHMC）ほか

須崎　友紀（すざき　ゆき）
2003年徳島大学大学院医学研究科修了，医学博士．大学病院薬剤師を経て，基礎研究，臨床研究に従事．近年は，大学病院においてプロジェクトマネジャーとして医師主導治験に携わる．PMI日本支部会員，日本臨床薬理学会，日本薬理学会，日本医療薬学会，The Society of Clinical Research Associates会員．日本臨床薬理学会認定薬剤師，The Society of Clinical Research Associates認定Clinical Research Professional．

藤井　研人（ふじい　けんと）moonybrain@gmail.com
1984年早稲田大学商学部卒業．精密機械メーカーでプロジェクトマネジメントを活用しながらさまざまな商品のローンチに携わる．現在は立場も新たにPM手法の実践の場を追及中．PMI日本支部会員，医療情報技師．

山口　雅和（やまぐち　まさかず）masakazu.yamaguchi.cisa.pmp@gmail.com
1979年東海大学海洋学部海洋工学科卒業，人工衛星や飛翔体誘導のソフトウェア開発，複写機メーカーのシステムエンジニア，マーケティング部門を経て，現在はPMOに従事，ISACA Osaka Chapter理事，ISACA監査基準分科会メンバー，PMI日本支部会員，CISA，PMP，ITコーディネータほか．共著に『IT内部監査人―リスクに対処しマネジメントを支える役割と実務』（生産性出版 2010年）

藤本　智裕（ふじもと　ともひろ）fujimototomohiro@gmail.com
1997年鳥取大学大学院知能情報工学研究科修了（修士）．重工業メーカーでの制御系SE，公共SE・PMを経て，2003年より公立病院の経営企画部門に所属．PMI日本支部会員，関西医療情報技師会世話人，ISACA監査基準分科会，IIBAビジネスアナリシス関西研究部会．上級医療情報技師，公認医療情報システム監査人MISCA．共著に『電子カルテ導入ハンドブック』（MEDIS-DC 2011年），『第3版医療情報サブノート』（篠原出版新社 2014年）．

真鍋　史朗（まなべ　しろう）
医療情報システム関連企業および大学にて，電子カルテテンプレートおよび臨床研究支援システムの研究開発に従事．PMI日本支部会員，関西医療情報技師会世話人，日本医療情報学会評議員．上級医療情報技師．

杣谷　正子（そまや　まさこ）
2006年名古屋市立大学大学院芸術工学研究科博士前期課程修了（修士）．流通・製造分野の設計・開発，大手ベンダーの電子カルテシステムの展開・運用に従事．2006年より株式会社アイ・ティ・イノベーションに在籍し，PMO支援に携わる．PMI日本支部会員，日本医療情報学会会員，日本社会福祉学会会員．医療情報技師，第一種情報処理技術者，アプリケーションエンジニア．

大久保　靖（おおくぼ　やすし）
龍谷大学経済学部卒業．大手IT企業にてシステムエンジニア，PMを経験した後，情報通信企業において製薬業向けプロジェクト管理システム，電子お薬手帳システム構築等のプロジェクト責任者を経て，現在は営業責任者に従事．PMI日本支部会員，PMP，ITコーディネータ，システム監査技術者，ITストラテジスト，プロジェクトマネジャー，ネットワークスペシャリスト，第一種情報処理技術者．

二宮　和彦（にのみや　かずひこ）
PMI日本支部医療プロジェクトマネジメント研究会副代表
OA関連機器の技術者育成に従事．通信の自由化以降，大手通信事業者に在籍しソリューションエンジニア，サービス企画部門，設備建設部門などでプロジェクトを多数経験．PMI日本支部会員，日本技術士会会員，PMP，技術士（情報工学部門），ITコーディネータなど．共著に『技術者のプロマネ「ミッション遂行力」入門』（日刊工業新聞社 2013年），『知ってなアカン！技術者のためのマネジメント思考上達法』（日刊工業新聞社　2011年）

澤　伸夫（さわ　のぶお）
1986年大阪電気通信大学工学部経営工学科卒業．販売管理システム，製造管理システムのシステム導入プロジェクトに従事したのち，医療事務システム，オーダエントリーシステム，電子カルテシステム等の医療情報システム構築のプロジェクトに従事．現在はNECソリューションイノベータ（株）に所属し医療情報システムのプロジェクトマネジメントに従事．PMI日本支部会員，関西医療情報技師会世話人，PMP，上級医療情報技師．

岡橋　正明（おかはし　まさあき）masaaki@okahashi-ip.com
1986年近畿大学農学部農芸化学科卒業．大手外資系製薬会社MR，大手外資系製薬会社CRA，大手内資系製薬会社プロジェクトマネジャー，プログラムリーダーを経て，内資系CRO 臨床開発部グループマネジャー，PMI日本支部会員，第二種情報処理技術者．

成清　哲也（なりきよ　てつや）
東京医科歯科大学大学院医歯学総合研究科修了（修士）．東京医科大学総合情報部に勤務．日本医療情報学会幹事，PMI日本支部会員．上級医療情報技師，PMP．共著に『新版 医療情報第2版　医療情報システム編』（篠原出版新社 2013年），『第3版医療情報サブノート』（篠原出版新社 2014年）．

大塚　博幸（おおつか　ひろゆき）h_ohtsuka@kcho.jp
神戸大学医療技術短期大学部卒．臨床検査技師として神戸市関連病院にて約20年勤務．2014年より神戸市立医療センター中央市民病院情報企画課学術支援センター．日本医療情報学会関西支部幹事，関西医療情報技師会世話人，PMI日本支部会員．上級医療情報技師，PMP，診療情報管理士，OMG認定UML技術者Advancedなど．共著に『EHR実践マニュアル』（篠原出版新社 2009年）

熊谷　泰彦（くまがい　やすひこ）
PMI日本支部会員．PMP．株式会社AT情報研 取締役．

医療プロジェクトマネジメント
―医療を変える国際標準マネジメント手法　　定価（本体 3,000 円＋税）

2014年7月10日　第1版第1刷発行Ⓒ

編　著　者	PMI日本支部医療プロジェクトマネジメント研究会
著者代表	宮原　勅治
発 行 者	藤原　大
印 刷 所	ベクトル株式会社

発行所　　株式会社 篠原出版新社
　　　　　〒113-0034　東京都文京区湯島2-4-9 MDビル
　　　　　電話（03）3816-5311（代表）　郵便振替 00160-2-185375
　　　　　E-mail：info@shinoharashinsha.co.jp

乱丁・落丁の際はお取り替えいたします。
本書の全部または一部を無断で複写複製（コピー）することは、著作権・出版権の侵害になることがありますのでご注意ください。
ISBN 978-4-88412-377-2　Printed in Japan